ストレスチェック時代の

睡眠・生活リズム

改善 実践マニュアル

―睡眠は健康寿命延伸へのパスポート―

編集

田中　秀樹　広島国際大学健康科学部心理学科教授
宮崎総一郎　中部大学生命健康科学研究所特任教授

全日本病院出版会

はじめに

　睡眠不足や悪化は，人らしくあるために大切な脳の前頭葉の働きを弱め，感情コントロールや他人の気持ちを推し量る能力に影響を与えます．24時間社会のなか，睡眠の大切さ，人間本来の身体のリズムに優しい生活スタイルについて，いま一度見直す時期かもしれません．メンタルヘルス研修や地域や学校での健康講演のなかで，私たちはよく次のような質問を投げかけ，手をあげてもらいます．「現在，自分の睡眠に問題があると思う人？」すると，会場の1割程度しか手があがりません．そこで，別の聞き方をします．

　「なかなか寝つけない人はいらっしゃいますか？」今度はたいてい，最初の1割より多くの人の手があがります．次いでこう聞きます．「頻繁に夜間に目が覚める人は？」「朝早く目が覚めすぎてしまって，もう寝なおしできない人は？」「朝目覚めたとき，熟眠した感じがない人は？」，何度も手をあげられる方もおられます．

　最後に，今までの質問に一回でも手をあげた人は，まっすぐ手をあげてください，と言うと，会場の約半数の人の手があがります．教員や医療職では，これ以上の人の手が上がります．「手をあげたまま，会場を見渡してください．今，手をあげている人が，私が最初に聞いた『現在，自分の睡眠に問題がある』に該当する人なのですよ．でも，睡眠を改善することで，今よりも日中の状態や疲労，眠気が改善します．心身健康だけでなく，仕事や運動のパフォーマンスも向上する可能性があります」と説明します．また，教育現場では，「しっかり眠ることで，学力，運動能力が伸びるよ」と説明します．アンガーマネジメントに関する講演では，テクニックと合わせて，感情コントロールの基盤となる前頭葉機能に重要な睡眠の重要性や短時間仮眠の有用性を強調しています．睡眠の問題は，心配ごとや不安など心理的な要因や不規則な生活リズムがもたらす生体リズムの乱れがかかわっていることが多いため，心理面や生理面から改善していくことも必要です．実は，睡眠問題の大半はライフスタイルとストレスの受け止め方を修正することで，解消できそうなのですが，残念ながらその認識も方法論も，十分には広まっていません．睡眠が身体機能の回復だけでなく，脳を成長させ，休息させ，活かしていることもあまり理解されていません．

本書は，睡眠や生体リズム改善の観点から，脳と心身の健康を維持，改善することを目的にしています．睡眠改善支援に必須とされる，①適正な知識の普及，②支援ツールの提供，③人材育成に重点を置いて，睡眠や生活リズム改善に必要な知識，方法，ツールを，企業，病院，老健施設，学校などでの睡眠教育，地域保健現場での睡眠健康教室，自己調整法講習会などの実践例を交えて紹介します．人間本来の生活スタイルを振り返り，脳と心身を健康にするために，日常生活のなかに自然に取り入れられる知識と方法を紹介しています．本書のなかでは，不眠に悩む方々とその周囲の人々に向けて，誰もが気軽に日常生活のなかで実践できる，「生活リズム健康法」を提唱しています．これは，人間が持っている体のリズムに基づいたもので，体のリズムにそって生活スタイルを修正することで睡眠が改善できるのです．しかし，生活スタイル，生活リズムを修正するといっても実行しやすいものでなければ，続きません．続かなければ，睡眠やメンタルヘルスやストレスは，改善できないでしょう．

　本書は，わかりやすく，手軽に取り組め，また，睡眠や生活リズムを改善するためには「絶対に」これだけ多くのことをやらなければならない，というプレッシャーもさほど感じないものにと意識して執筆いたしました．この本を手に取り，実行することで，睡眠や生活リズムの改善技術の有用性を実感され，現在のストレス社会を乗り切る糸口になればと願っております．快眠は，健康寿命延伸へのパスポートです．あなたの自身の能力や魅力の発揮，健康生活にも，本書が少しでもお役に立てば幸いです．

2020 年 3 月

田中　秀樹

宮崎総一郎

ストレスチェック時代の睡眠・生活リズム改善実践マニュアル
―睡眠は健康寿命延伸へのパスポート―

CONTENTS

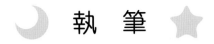

執　筆

編　集

田中　秀樹
（広島国際大学健康科学部心理学科，教授）

宮崎総一郎
（中部大学生命健康科学研究所，特任教授）

執　筆
（50 音順）

田中　秀樹
（広島国際大学健康科学部心理学科，教授）

宮崎総一郎
（中部大学生命健康科学研究所，特任教授）

山内加奈子
（広島国際大学健康科学部心理学科，講師）

I

ストレスチェック時代の
睡眠・生活リズム改善の必要性

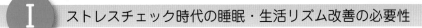

I ストレスチェック時代の睡眠・生活リズム改善の必要性

1 睡眠・生活リズム改善の重要性

🌙 生活課題，ストレスチェックの受け皿としての睡眠・生活リズム改善

　これまで，睡眠の問題は，脳・心身健康の維持・増進や能力発揮，肌健康などと関係する生活課題として捉えられることは少なかったようです．心身の健康と密接に関係する睡眠問題の予防や適切な対処は，本人の心身健康，能力発揮，魅力発揮のみならず，関わる家族や専門職の QOL を考えるうえでも重要です．

　睡眠問題は，うつ，高血圧，肥満，糖尿病，認知症などのリスクを高めます．また，睡眠の不足や悪化は，人らしくあるために大切な脳の前頭葉機能に関わる感情コントロール機能，意欲を低下させます．また，記憶，学習，洞察力，ひらめき，判断能力の他，さらに，免疫機能の低下や肥満，運動パフォーマンスとも関係します．生活の夜型化による①睡眠不足，②サーカディアン(概日)リズムへの悪影響は，健全な発達，脳や心身健康の観点からも深刻です．不眠症状は QOL を想像以上に低下させることが指摘されています[1]．

　近年，ストレス対処の具体的な方法として，睡眠・生活リズム改善の重要性が指摘されています．企業，官公庁，学校などのメンタルヘルス研修会において，睡眠に関する講演依頼が増えています．ストレスチェック時代の昨今，ストレス対処の具体的な方法として，睡眠・生活リズム改善への現場からのニーズが高まっています．一方，不眠の認知行動療法は短期的にも長期的にも効果があり，睡眠改善のみならず，抑うつや不安の改善，QOL の向上にもつながることが指摘されています[2]．不眠を伴ううつ病に不眠の認知行動療法を行うと，不眠のみならず，うつ病の症状も顕著に改善することが報告されています[3]．睡眠障害の治療でも認知行動療法などの睡眠健康教育，あるいは生活習慣の調整技術が有用であることも指摘されています[4]．

　睡眠改善には，正しい知識にあわせて，睡眠に重要な習慣を獲得，維持させていくことが大切です．睡眠改善に重要なライフスタイルを獲得，維持することや睡眠環境を調整することは，生活習慣病の予防のみならず，能力発揮，魅力発揮という点でも有効です．

　ここでは，睡眠と脳・心身の健康について解説するとともに，睡眠や生活リズム改善に重要な知識を紹介します．

1. ライフスタイルと健康, 個人差

　ライフスタイルと健康には深い関係があります. 健康といえば, つい病気の有無に意識が向きがちですが, 肌健康にも個人差があります. 20〜70代の日本人女性(500人)の目尻のシワの探さを調べた興味深い結果があります[5]. 一般に加齢に伴って, 目尻のシワは深くなり, 肌のハリも失われていきます. しかし, 肌には, 歳を重ねるごとに個人差が大きく現れるようになります. 図1をご覧ください. これは, シワの深さについて10歳ごとに示したものです. 年代が上がるにつれて, シワの深さは確かに深くなっています. ところが, ここで注目していただきたいのは, 図のひげの部分(標準偏差)です. これは, 同年代におけるバラツキの度合い, つまり年齢を重ねるにしたがって, 個人差が大きくなるということを示しています. 例えば, 40代でもシワやハリの程度が50〜60代ぐらいの方もおられます. 逆に, 40代で20代半ばぐらいの肌

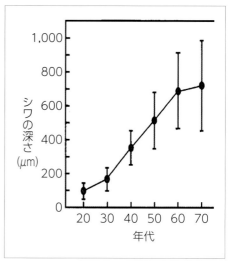

図1. 日本人女性の目尻のシワ(深さ)の年代ごとの比較

(文献5より)

を維持されている方もいらっしゃいます. 女優の吉永小百合さんや黒木　瞳さんを想像された方も多いと思います. なぜ, このような差が歳を重ねるにつれて大きくなっていくのでしょう.

　私たちは, 肌や身体に表れた老化現象を「歳だから」とあまり注意を払わずに過ごしてしまいがちです. しかし, 図1の結果は, 積み重なった生活スタイルや生活リズムが肌や身体に大きな影響を与えていることを示しています. つまり, 私たち一人ひとりの日常の心がけ次第で,「健康で若々しく」「美しく老いる」ことが可能ということです.

2. 睡眠, 心身健康と加齢に伴う個人差の増大

　睡眠に関しては, 加齢に伴う中途覚醒の増加, 深い睡眠である睡眠段階3・4の減少, レム睡眠の減少が多くの研究で報告されています[6]. 一方, 睡眠と深く関与する深部体温リズムは, 55歳以降, 個人差が顕著に増大することが指摘されています[7]. 高齢になっても若年者と深部体温リズムの振幅がさほど変わらない人もいるということです. つまり, 高齢者の睡眠の質の悪化は加齢の影響と一概にいえず, 加齢とともに個人差が大きくなるためと認識することも重要です. その個人差の生まれる背景には, ライフスタイルや環境が関与します. 脳・眠りを守るためのライフスタイルのポイントは, 生活リズムの調整, 同調因子の強化, 日中の活動のメリハリ, 夕方以降の居眠り防止です.

　睡眠が良好な高齢者は, 不良な高齢者に比べ, 情緒的適応性が高く, 精神健康も良好であることや, また, 日常生活動作能力(ADL)が高く, 病気の数も少なく主観的健康感も高いことが報告されています[8]. さらに, 睡眠が良好な高齢者は, 自己の生き方に対する自信や他者からの信頼性に対する自信

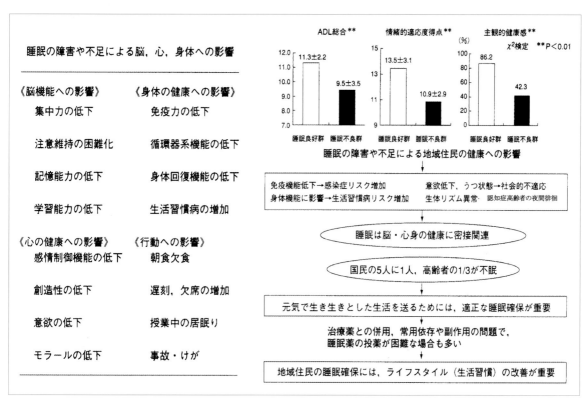

図2. 睡眠の不足，悪化による脳・心身健康への影響とライフスタイルの重要性

が高く，健康で意欲的であることも明らかになっています（図2-右）.

3. 睡眠と脳・心身の健康

　睡眠の障害や不足による脳・心身への影響は多岐にわたっており，QOLを想像以上に阻害しています（図2-左）. 睡眠は生体機能を維持するための積極的な働きを持っており，睡眠の障害は生命維持に様々な影響を与えます. 睡眠は健康の源，回復機能に加え，能力発揮の観点からも重要な意味を持っています.

　睡眠の障害や不足の脳機能，心の健康への影響としては，記憶・学習機能の低下や注意力や集中力の低下が多く報告されています. 睡眠中に，日中あるいは就床前の覚醒時に得られた情報の再処理や記憶の定着が行われていることが多くの研究で報告されています[9]～[11]. 日常生活を行ううえでは，知識や出来事に関する記憶のみならず，運動や作業手順技能など身体が覚えている記憶もとても重要です. 注意力や集中力の低下は，ミス，ヒヤリハット，転倒や骨折などの事故を増大させる危険性があります. さらに，睡眠の悪化は，前頭連合野機能を低下させます. この部位は，注意維持機能，記憶・学習機能，意欲や創造性，感情コントロールと，まさに人間の「こころ」を形作る働きを司るので，涙もろくなったり怒りやすくなったりします. 睡眠の不足や障害は，意欲低下，抑うつ状態や認知機能障害とも関連し，高齢者では社会的不適応を引き起こす要因ともなります.

　近年，多くの研究で，慢性化した不眠がうつ病発症の危険因子であること[12]，また，不眠の増悪からうつ悪化へ，うつ悪化から不眠に再増悪といった病態の悪循環が生じることが指摘されています.

　ストレスは視床下部−下垂体−副腎皮質系（hypothalamo−pituitaly−adrenal axis：HPA−axis）の活動亢

進と不眠をもたらします．逆に睡眠はHPA-axisに抑制的に作用し，不眠はHPA-axisを刺激します[13]．また，HPA-axisの要である副腎皮質刺激ホルモン放出ホルモン（CRH）に覚醒作用があること，CRHに対する感受性は中年以降に高まることも指摘されています[14]．さらに，現在用いられている選択的セロトニン再取り込阻害剤（SSRI）を含む抗うつ薬は，HPA-axisを抑制する作用を持っています．つまり，慢性的な不眠はHPA-axisの亢進をもたらし，HPA-axisの亢進は，不眠を強化する悪循環が形成され，この状態が長く続くことで，うつ悪化につながることが示唆されています．この悪循環を断つことは重要で，うつ病患者の不眠に対する積極的な治療はうつ病の経過に良い影響をもたらすといえます．

　また，睡眠の障害や不足は，生体の修復機能と防御（免疫）維持機能を低下させます[15]．免疫機能の低下は感染症に対する抵抗力を低下させ，特に高齢者や子どもにおいては感染リスクを増加させます．さらに，不眠や睡眠時呼吸障害は，交感神経系の睡眠中の過剰亢進を引き起こし，循環器系全般に影響を及ぼし，高血圧症[16]，虚血性心疾患や脳血管性認知症の重要な要因[17]となります．

　成長ホルモンは，タンパク合成に重要な働きを持ち，細胞分裂や損傷した身体細胞の再生を促す働きがありますが，睡眠の分断や妨害により，成長ホルモンの集中的な分泌が阻害され，効率的に身体を回復する働きが低下します[18]．また，メラトニン分泌を低下させ，細胞の酸化，老化現象を促進します．睡眠が不足すると日中の血圧が有意に上昇する[19]ことや，睡眠時間を4時間に減らすと，交感神経緊張や耐糖能低下，コルチゾール分泌増進が起こること[20]も報告されています．高齢者の睡眠障害は，生活習慣病の促進因子である高血圧，肥満[21]，糖尿病，高脂血症などのリスクを高めます．睡眠を改善するライフスタイルを獲得し維持することは，生活習慣病予防という点で，最も実現の可能性が高い方法といえます．

　　　　　　　　　　　　　　　　　　　　　　　　　　　　　　　　　　　　　　（田中秀樹）

文　献··

1) Baernholdt M, et al：Factors associated with quality of life in older adults in the United States. Qual Life Res, 21：527-534, 2012.

2) Thorndike FP, et al：A randomized controlled trial of an internet intervention for adults with insomnia：Effects on comorbid psychological and fatigue symptoms. J Clin Psychophacol, 69：1078-1093, 2013.

3) Taylor DJ, et al：A pilot study of cognitive-behavioral therapy of insomnia in people with mild depression. Behav Ther, 38：49-57, 2007.

4) Montgomery P：A systematic review of non-pharmacological therapies for sleep problems in later life. Sleep Medicine Reviews, 8：47-62, 2004.

5) 矢田幸博：美容と肌健康―いつまでも若々しく―．田中秀樹編：61-86, 高齢期の心を活かす．ゆまに書房, 2006.

6) Bliwise DL：Normal aging. Kryger MH, et al：26-39, Principles and practice of sleep medicine. 3rd ed. WB Saunders, 2000.

7) 白川修一郎ほか：高齢社会日本の課題と展望．田中秀樹編：3-22, 高齢期の心を活かす．ゆまに書房, 2006.

8) Tanaka H, et al：Sleep health, lifestyle and mental health in the Japanese elderly Ensuring sleep to promote a healthy brain and mind. J Psychosom Res, 56：465-477, 2004.

9) Gais S, et al：Declarative memory consolidation：mechanisms acting during human sleep. Learn Mem, 11：679-685, 2006.

10) Stickgold R：Dissecting sleep-dependent learning and memory consolidation. Comment on Schabus M et al. Sleep spindles and their significance for declarative memory consolidation. Sleep, 27：1443-1445, 2004.

11) Walker MP, et al：Practice with sleep makes perfect：sleep-dependent motor skill learning. Neuron, 35：205-211, 2002.

12) Taylor DJ, et al：Epidemiology of insomnia, depression, and anxiety. Sleep, 28：1457-1464, 2005.

13) Buckley TM, et al：Onthe interaction of the hypothalamic—pituitary—Adrenal（HPA）axis and sleep：normal HPA axis activity and circadian rhythm, exemplary sleep disorders. J Clin Endocrinal Metab, 90：3106-3114, 2005.

14) Vgontzas AN, et al：Middle—aged men show higher sensitivity of sleep to the arousing effects of corticotropin—releasing hormone than young men：clinical implications. J Clin Endocrinal Metab, 86：1489-1495, 2001.

15) Majde JA, et al：Links between the innate immune system and sleep. Allergy Clinical Immunology, 116：1188-1198, 2005.

16) Gangwisch JE, et al：Short sleep duration as a risk factor for hypertension：Analyses of the first National Health and Nutrition Examination Survey. Hypertension, 47：833-839, 2006.

17) Kiley JP, et al：Cardiopulmonary disorders of sleep. Department of Health and Human Services：10-75：Wake up America：A national sleep alert：Report of the National Commission on Sleep Disorders Research. vol. 2. The Commission, 1994.

18) Brandenberger G, et al：Effect of sleep deprivation on overall 24h growth-hormone secretion. Lancet, 356：1408, 2000.

19) Tochikubo O, et al：Effects of insufficient sleep on blood pressure monitored by a new multibiomedical recorder. Hypertension, 27：1318-1324, 1996.

20) Spiegel K, et al：Impact of sleep debt on metabolic and endocrine function. Lancet, 354：1435-1439, 1999.

21) Taheri S, et al：Short sleep duration is associated with reduced leptin, elevated ghrelin, and increased body mass index. PLos Med, 3：62, 2004.

I ストレスチェック時代の睡眠・生活リズム改善の必要性

2 睡眠・生活リズム改善のための 睡眠関連知識の必要性

睡眠の重要性，改善法と連動した知識の必要性

　企業，行政，地域での睡眠マネジメントは，単発の講演となる場合が多いようです．単発の講演で筆者らは，睡眠への意識啓発や習慣改善を図る目的で，睡眠○×クイズ(表2)を交えながら，睡眠の重要性や睡眠のしくみ，睡眠改善法を中心に講演を行っています[1]．さらに，改善法の知識と連動した習慣を身につけてもらうために，睡眠改善知識と習慣チェック，目標設定を組み合わせた教材パンフレット(生活リズム健康法)を活用して，睡眠改善への意識や習慣改善を図っています(後述)．

　ここでは，まずメンタルヘルス研修時の睡眠講演でふれる内容，不眠のタイプの確認および睡眠知識(○×クイズ)について紹介します．

1．不眠にもいろいろなタイプと解決策がある[2]

1)まずは，自分の症状と向き合う

　不眠は夜間ばかりの苦しみではなく，やる気，記憶，作業ミスなど，日中の状態に深刻な影響を与えていることを認識している人は多くありません．眠れないことをあきらめている人，一方で睡眠に問題があるにも関わらず，気づいていない人も多くいます．睡眠改善の第一歩はまず，自分の睡眠の状態を把握することです．今からお話する知識をもとにしながら，より良い睡眠を得る方法を探っていきましょう．

2)自分の不眠のタイプを知りましょう

　不眠にはいろいろなタイプがあります．不眠障害の定義は最近少し変わりましたが，一般の方を対象にお話しするときは，表1の不眠のタイプに分けて紹介するほうが腑に落ちるようです．

　あなたはどれか当てはまるものがありましたか？　もし，いずれか1つでも当てはまれば，不眠と

表1．あなたの眠りの症状，タイプを知ろう

①なかなか寝つけない(入眠困難)
②頻繁に夜間に目が覚める(中途覚醒)
③朝早く目が覚めて，再び寝つくことができない(早朝覚醒)
④十分な時間眠ったはずなのにすっきりしない(熟眠不全)

いうことになります．まず，自分の眠りの症状を知ることから始めましょう．

筆者が行っている健康講座では，様々な方から睡眠の悩みを相談されます．

「なかなか寝つけないので，疲れたら眠れると思ってジョギングしたら，かえって目がさえ，寝つくのに余計時間がかかった」，「睡眠が浅いので，早く寝るようにしているが，それでもぐっすり眠れない」などなど．処方された睡眠薬が効きすぎて，日中も眠くてたまらず，自分で薬を半分にして飲んでおられる方もいました．睡眠薬を飲もうか，どうしようか迷っているうちに，寝つくのに1時間以上かかったという方もいます．

不眠を改善するためには，まずは自分の不眠のタイプをしっかり知りましょう．また，睡眠薬を使用することは決して悪いことではありませんが，その際，医師や看護師などに，自分の睡眠状態に加えて，日中の気分や頭のさえ具合を伝えることは，適正な睡眠薬処方や不眠解消のためには重要です．

3）不眠とはどのような状態か

不眠とは「眠ろうとしているのに眠れないと感じること」です．不眠を訴える場合は，次のような様々な状態が含まれます．

①悩み・不安などにより入眠できない

②必要以上の睡眠をとろうとするため眠れない

③不適切な時間帯に眠ろうとするため眠れない

その他，疾患・薬剤・環境などが睡眠を妨げる原因となり，必要な睡眠の質・量が確保できない場合や実際には睡眠をとっているにも関わらず眠れていないと勘違いしている場合もあります．

 ## 正しい睡眠知識の重要性―睡眠知識○×クイズ― [2]

最近，テレビや雑誌で睡眠特集が多く組まれるようになりました．睡眠への関心は少しずつ高まっているようですが，残念ながら睡眠についての正確な知識が定着するまでには至っていません．筆者は，企業や地域のメンタルヘルス講座，高校生向けの講演のなかで，睡眠の重要性や睡眠・生活リズム改善のために重要な知識に関する○×クイズをよく行っています．

睡眠を改善するためには，睡眠の正しい知識が必要です．では，表2の睡眠知識○×クイズについて回答してみてください．

いかがでしたか？　簡単に答えられたもの，迷いながら答えたもの，全くわからないものなど様々でしょう．

睡眠のメカニズムを理解することは自分自身の不眠の原因を知ることにもなり，良い睡眠を手に入れることへの第一歩となるのです．

 ## 睡眠知識○×クイズの解説

1．（×）睡眠は8時間がちょうど良い

健康長寿のために，何時間眠るのが良いのでしょうか？　健康長寿のために8時間が適切，という

表 2. 睡眠知識○×クイズ

正しいと思うものには○，違うと思うものには×をつけて下さい．

1. （　）睡眠は 8 時間がちょうど良い
2. （　）良い眠りは肌を元気にしたり，やる気をおこさせたりする
3. （　）寝ダメはできる
4. （　）寝ているときは体温は上がっている
5. （　）人間の体のリズムは 24 時間ではない
6. （　）寝る前にホラー小説を読んだり，怖いテレビを見ると寝やすくなる
7. （　）寝る前は，コンビニなど明るい所へ行かないほうが良い
8. （　）帰宅後，眠くなったら寝たほうが良い
9. （　）睡眠が不足すると，イライラしやすくなる
10. （　）睡眠と肥満は関係がある
11. （　）ベッドで携帯電話をいじる習慣があると良く眠れる
12. （　）眠る前にぬるめのお風呂に入ると良く眠れる
13. （　）眠れないときでも，ベッドで横になっていたほうが良い
14. （　）眠りが足りなかったときは，休日に午後まで眠るのが良い
15. （　）まぶしいので，朝起きてすぐにカーテンを開けないほうが良い

のは誤りです．睡眠時間と寿命の関係について 100 万人を対象にした研究によれば，短時間睡眠者（睡眠時間が 5 時間以下）と長時間睡眠者（10 時間以上）は，睡眠時間が 6.5〜7.5 時間の人に比べて，死亡率が高いことが報告されています．しかもこれは，70 歳以上の高齢者に特に顕著とされています．これはショッキングな結果ですが，しかし，ここで留意していただきたいのは，「適正な睡眠時間」には個人差があるということです．

＜「適正な睡眠時間」の決め方＞

適正な睡眠時間は人によって異なります．大切なのは，人それぞれが自分の年齢にあった適正な睡眠時間を知ることです．では，どうすれば自分の適正な睡眠時間を知ることができるのでしょうか．自分にあった睡眠時間発見のコツは，翌日の頭のさえ具合，体調で判断することです．6 時間眠ったほうが 7，8 時間眠るより，翌日，日中の眠気が強くなく，頭がさえ，体調が良ければ，6 時間がその人にあった睡眠時間ということになります．つまり，適正な睡眠時間とは，翌日の体調や頭のさえが良い長さを自分で体感することで決めるのがお勧めです．日中に強い眠気がないかを睡眠充足の目安として，必要な睡眠時間がとれるよう，就床時刻と起床時刻について振り返ることも重要です．

睡眠改善とは直接関係はありませんが，一般に，毎日 6 時間未満の睡眠で過ごしても熟眠感がある人を「ショートスリーパー」，9 時間以上の人を「ロングスリーパー」といいますが，ともに実際 5〜10%存在します．天才物理学者のアインシュタインは，10 時間眠るロングスリーパーで有名ですが，「9 時間以下しか眠らない日は，どうも頭がさえない」と周囲の人に語っていたそうです．一方，発明王のエジソンやフランス皇帝のナポレオン，芸術家であり科学者でもあった多才な先達レオナルド・ダ・ヴィンチなどは，ショートスリーパーで有名です[2]．

2.（○）良い眠りは肌を元気にしたり，やる気をおこさせたりする

睡眠中にはいろいろなホルモンが分泌されて，身体の働きの調整をしています．ノンレム睡眠（深い眠り）中には，成長ホルモンやコルチゾールなどのホルモンが多く分泌されます．成長ホルモンは，身

体の発達や新陳代謝に関係しており，寝ついてから3時間の深い眠りのときに，集中的に分泌されます．この成長ホルモンが肌の皮膚細胞の再生にも重要です．肌荒れ防止のためにも，夜はぐっすり眠ることが大切なのです．

　また，やる気をおこしたり，免疫を促進したりする働きがあるコルチゾールという物質も睡眠中に分泌されます．コルチゾールは睡眠の後半に分泌が始まり，朝起きる頃に最も多く分泌されます．1日の活動への意欲に関わる大切なホルモンです．このように，人間らしくいきいきと過ごすための力は，睡眠中に蓄えられるのです．

　ここで，睡眠のしくみについて少しご説明しましょう（図1）．

　レム睡眠とノンレム睡眠は1セットが約90分で，それを一晩に大体4〜5回繰り返しています．ノンレム睡眠には，成長ホルモンやコルチゾールなどのホルモンが分泌され，新陳代謝や免疫機能を高める働きが行われています．成長ホルモンは，寝ついてから3時間の深い眠りのときに，集中的に分泌されます．ですから，特に成長盛りの子どもにとってはこの寝入りばなの3時間は大切な睡眠となります．そして，大人にとっても細胞の修復をする大切な3時間となります．

　レム睡眠中は，脳のなかで記憶の整理が行われています．昼間に得た情報は一時的に脳の海馬というところに蓄えられますが，睡眠中にそれらを整理し記憶として大脳皮質に刻み込みます．夢を見るのも，主にこのレム睡眠のときです．

　試験勉強を徹夜してやったという経験のある方もおられると思いますが，記憶は睡眠のなかで定着するわけですから，暗記するような試験勉強は，短時間でも睡眠をとったほうが効果が上がるでしょう．

3.（×）寝ダメはできる

　できません．徹夜明けのように睡眠が極度に足りなかった翌日は，眠さに耐えきれず，普段よりもずいぶん早めに寝床につき，猛烈に眠った経験がある人は多いはずです．

　でもその一方，前日に普段よりもかなり多めに寝たのに，いつもの就寝時間になるといつもと同じように眠気を感じたという経験をされた方もあるでしょう．

　これには，睡眠の2つのしくみが関係しています．

　睡眠は，日中の疲労を解消するしくみ（ホメオスタシス）と，眠るタイミングを決める約1日周期のリズム（サーカディアンリズム）の2つのしくみからなっています．「サーカディアンリズム」とはラテン語からきていて，「サーカ」＝約，「ディアス」＝1日という意味があり，約1日の周期リズムということをあらわしています．

　前夜にたくさん睡眠をとったとしても，約1日周期で眠くなるという身体のリズムが働いて，夜には眠気がおそってくるのです．そのため寝ダメはできないのです．

4.（×）寝ているときは体温は上がっている

　人間の体温にはリズムがあります．睡眠中は身体のなかの体温は下降し，目覚める頃には上昇します[3]．つまり，睡眠には体温が下がることが必要不可欠であり，体温を下げるために手足の表面から熱を放散しています．赤ちゃんが眠くなると，手足が温かくなるのはそのためです．一見，体温が

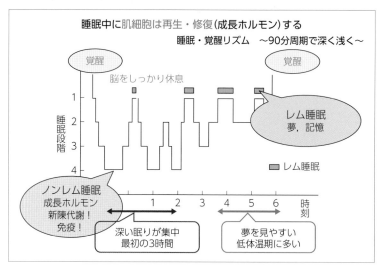

図 1. 一夜の睡眠経過

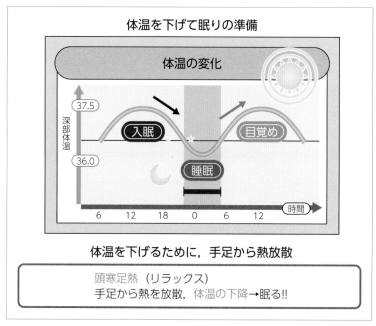

図 2. 睡眠と体温の関係

上がっているように見えるかもしれませんが，実は手足から熱を外に逃がして，身体が眠る準備を始めているのです（図 2）．眠るためには体温が下がることが必要ですので，寝る直前に体温が上がるような行動をとるのはあまり良くありません．疲れたら寝れると勘違いして，寝る直前に体温を上げる激しい運動をするのは良くありません．

　体温の下降をスムースにするために，眠る前からリラックスを心がけましょう．リラックスしていると手足が暖かくなって（頭寒足熱），手足から身体のなかの熱を外に出しやすくなるので，身体の奥の体温が下がりやすくなります．寝つきやすく，睡眠も良くなります．寝苦しい夏は，風通しを良くすることや頭を冷やす工夫も効果的です．

5．（○）人間の体のリズムは24時間ではない

　24時間ちょうどより少し長く，約25時間（正確には24.18時間）です．そのズレを，私たちは自然に光，食事，運動，人との関わりなどで24時間に身体の時計を調整しています．午前中しっかり光を浴びたり，ちゃんと食事をしたり，運動をして，寝る時間，起きる時間を毎日同じに心がけることが大切です．

　太陽の光を浴びることで，脳にある時計，身体のリズムが調節されます．特に午前中はなるべく太陽の光を浴びたり，朝起きたらカーテンを開けましょう．また，朝ご飯を食べることで，腹時計がセットされます．朝起きたら，太陽の光が入る明るいところ（窓際1m以内）で，しっかり噛んで朝食をとりましょう．つまり，朝はしっかりと太陽の光を浴び，朝食をきちんととって，生体リズムを整える必要があります．

6．（×）寝る前にホラー小説を読んだり，怖いテレビを見ると寝やすくなる

　快眠のためには，床に入る前から，脳と体が睡眠の準備をしていることが大切です．そのポイントとなるのが，「交感神経」と「副交感神経」の切り替わりです．

　自動車でたとえると，「交感神経」が車を動かすためのアクセル，「副交感神経」がスピードを落としたり車を止めたりするためのブレーキの役割をしています．日中は活動モードの「交感神経」が優位ですが，睡眠中は休息モードの「副交感神経」が優位になります．この2つの自律神経のスイッチの切り替えがスムースにいくと，良い眠りが得られます．

　恐怖や怒りなどの感情がおこると，交感神経系の活動が活発になります．心臓がドキドキしたり，手に汗をかいたりという経験をされたことがあるでしょう．興奮状態では交感神経が優位に働きます．寝る前にホラー小説を読んだり，怖いテレビ番組を見たりすると脳が興奮し，「交感神経」の働きを活発にしてしまいます．就寝前から，寝るための準備として，「副交感神経」が優位になるように準備しましょう．心と身体がリラックスできるような過ごし方を心がけましょう．

7．（○）寝る前は，コンビニなど明るい所へ行かないほうが良い

　寝る前に明るい所へ行ったり，寝る直前まで強い光を浴びていると，脳が興奮し眠りにくくなります．また，明るすぎると，脳がまだ夜ではないと勘違いし，睡眠を促すメラトニンというホルモンも出にくくなります．パソコン，スマートフォンやゲーム機などの画面には，ブルーライトという青くて強い光が含まれているものもあります．寝る前に強い光を浴びると，メラトニンが出にくくなり，体内時計のリズムが後ろにずれてなかなか眠りにくくなります[3]．寝る1時間前には部屋の明かりを半分に落とし，または間接照明に切り替えるなどの工夫をして，良い眠りを得るための準備をしましょう（図3）．

8．（×）帰宅後，眠たくなったら寝たほうが良い

　夕方の居眠りは，眠れる時間を遅くし，睡眠不足につながります．また，眠るためのエネルギーを無駄使いするため，睡眠の質も悪くなり，朝の寝起きも悪くします．夕方以降は居眠りをしないように心がけましょう．夕方から就床前は，夜間眠りたい時間と同じ時間ほどしっかり覚醒し続けておく

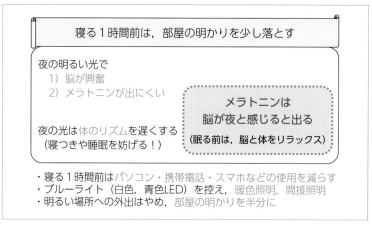

図 3. 光とメラトニン

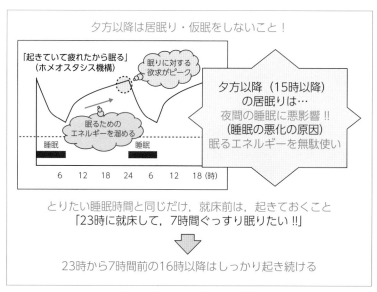

図 4. 夕方の居眠りは禁物

ことが大切です[4]. たとえば, 23 時から 7 時間しっかり眠りたい人は, 23 時より 7 時間の前の 16 時以降は仮眠をとらず, しっかり起き続けておく必要があります(図 4). 中高生が夕方以降にとる長い仮眠は, 遅寝を促進するばかりでなく, 眠りを浅くします. 塾の前の仮眠は慎みましょう[2]. どうしても眠いときは, 昼休みや授業の合間を利用して夕方までの早い時間に短い仮眠をとりましょう. また, 夜遅い食事は太る原因になる他, リズムを夜型化します. 塾などで夕食が遅くなる場合は, 少し先に食べておき, 終わった後の食事を軽くするなどの工夫が大切です.

9. (○)睡眠が不足すると, イライラしやすくなる

睡眠には, 脳を休息させる役割があります.

ヒトの脳の前頭連合野(認知機能)と頭頂連合野(感覚の処理や運動)は, ゴリラと比べても特に発達しており, 人間が人間らしくあるための機能を支えています. 睡眠が不足すると, 「前頭連合野」と「頭頂連合野」機能が低下し, 創造性・意欲・やる気の他に, 他人の感情を読み取ることや自分の感情

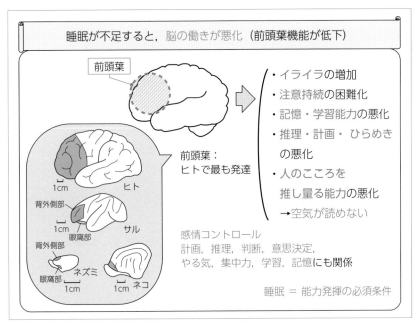

図5. 睡眠の不足，悪化による前頭葉機能への影響

をコントロールすることが苦手になり，人間関係にも悪い影響を与えます[3]（図5）．

10. （○）睡眠と肥満は関係がある

　睡眠が不足すると味覚が鈍感に，甘味にも鈍感になり，つい甘いものをとりがちになります．また，睡眠不足は，脳の視床下部にある満腹中枢に"お腹いっぱい"と信号を送るホルモン（レプチン）を減らし，反対に空腹中枢に"お腹空いた"と信号を送るホルモン（食欲増進の働きのあるグレリン）を増やします．これにより，「お腹空いた」と感じるため，つい食べてしまいがちになります（カロリー摂取量増加）．また，朝食を抜くと，昼，夜に食べたものが，脂肪としてたまりがちになります．つまり，朝食抜きのダイエットは逆効果です．しっかり寝ないと太ったり，肌が荒れたりします．

　また，昼間に強い眠気を感じるとやる気が減退し，活動量が低下してエネルギー消費量が少なくなります．私たちの身体は，日中はエネルギー代謝が上がり，睡眠中は体温も代謝も下がり，エネルギーを保存するように働いています[4]．眠気が強い場合には，日中のエネルギー消費が抑えられ，睡眠中のエネルギー保存のほうへ代謝が働き，脂肪がたまりやすくなります．また，睡眠不足の人は，炭水化物や糖分などを必要以上に摂取してしまいがちです（図6）．

11. （×）ベッドで携帯電話をいじる習慣があると良く眠れる

　眠る前に携帯電話をいじると，脳が興奮して寝つきにくくなったり，突然の着信音で目覚めたりします．携帯の音で邪魔されないように，電源を切るか，マナーモードにしましょう．寝ついて3時間くらいの睡眠が邪魔されると脳や身体の健康や肌に大事な成長ホルモンが出にくくなります．また，眠る前にホラー小説を読んだり，怖いテレビ番組を見たりすると，脳が興奮して，寝つきにくくなります．

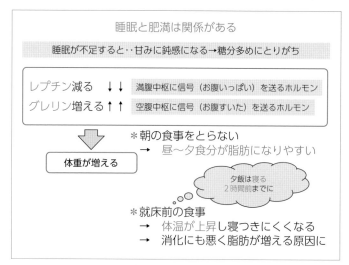

図 6. 睡眠の不足，悪化と肥満

12. （◯）眠る前にぬるめのお風呂に入ると良く眠れる

　体温がスムースに下がったとき，すーっと眠りにつくことができます．眠る前に38～41℃のぬるめのお風呂に入ると，入浴後，体温がスムースに低下し，寝つきやすくなります．また，ぬるめのお風呂にゆっくりつかることは，脳や身体をリラックスさせる効果もあります．熱めのお風呂は体温を上昇させ，脳も興奮状態になります．熱めのお風呂の場合は，就寝前は避けて，就寝3時間前までには終えるようにしましょう．

13. （×）眠れないときでも，ベッドで横になっていたほうが良い

　眠れないときにいつまでも寝床で横になっていると，眠れないことがストレスとなり，交感神経が興奮してさらに眠れなくなります．眠れないときは一度寝床から離れ，眠たくなってからまた寝床に入りましょう．脳と体が眠りの準備を始めてから床に入りましょう．

14. （×）眠りが足りなかったときは，休日に午後まで眠るのが良い

　普段の寝不足を解消するために朝遅くまで寝ていると，身体のリズムを狂わせる原因となります[2]．夜の寝つきも遅くなり，月曜日は寝不足で体調も良くありません．休日もいったん平日と同じような時間に起き（難しい場合は，平日との差2時間以内にとどめましょう），太陽の光の入る明るいところ（窓際1m以内）で，しっかり噛んで朝食をとりましょう．昼間眠いときは短い昼寝をすると良いでしょう．リズムを狂わさずに，睡眠の不足を補うことがポイントです（図7）．

15. （×）まぶしいので，朝起きてすぐにカーテンを開けないほうが良い

　太陽の光を浴びることで，脳にある時計，身体のリズムが調節されます．朝起きたらカーテンを開け，午前中はなるべく太陽の光を浴びましょう．また，朝ご飯を食べることで，腹時計がリセットされます．太陽の光の入る明るいところ（窓際1m以内）で，しっかり噛んで朝食をとりましょう．つまり，朝はしっかりと太陽の光を浴び，朝食をきちんととって，生体リズムを整える必要があります．また，しっかり噛んで食べることで，心の状態もアップさせましょう．感情に関わるセロトニンは，

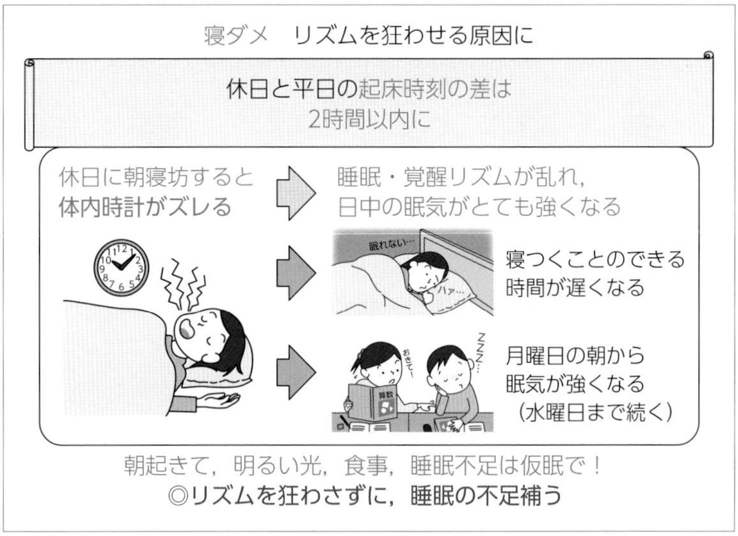

寝ダメ　リズムを狂わせる原因に

休日と平日の起床時刻の差は
2時間以内に

休日に朝寝坊すると
体内時計がズレる　➡　睡眠・覚醒リズムが乱れ，
日中の眠気がとても強くなる

➡　寝つくことのできる
時間が遅くなる

➡　月曜日の朝から
眠気が強くなる
（水曜日まで続く）

朝起きて，明るい光，食事，睡眠不足は仮眠で！
◎リズムを狂わさずに，睡眠の不足補う

図7．休日と平日の起床時刻の差は2時間以内に

ー朝のポイントー

朝，体のリズムを整える
（＝ヒトの体のリズムを24時間にあわせる）
　→太陽の光，食事，運動，人との接触が大切

★体のリズムの効果的なリセット★
　①太陽の光をしっかり浴びて脳の時計をリセット
　②食事で腹時計をリセット

太陽の光の入る明るい環境で
しっかり噛んで朝食をとる！

※感情に関わるセロトニン
　リズミカルな筋肉運動で増加（歩行，しっかり噛む，深呼吸）

図8．朝のポイント

リズム運動（よく歩き，よく噛み，深呼吸）をすることで分泌を増やすことができます（図8）．

睡眠負債の影響

　ここで，少し睡眠負債の影響についてふれておきます．睡眠時間を普段の半分に減らすと，1週間後には丸1日徹夜したときと同じレベルに脳機能（作業能力）が低下します．4分の3に減らした場合は，10日後に丸1日徹夜と同じ状態になります．睡眠不足が身体に与える影響は，想像以上に大きいのです．慢性的な睡眠不足は要注意です．睡眠が足りていないと感じたときは，ミスをおかしがちと気にとめて，慎重に行動することが大切です．

　そして，普段よりも2時間の睡眠不足は，ビールをコップに1杯分飲酒したのとほぼ等しい影響を脳機能に及ぼすことも報告されています．普段より睡眠が不足しているときは，判断や動作が緩慢になることを自覚しておきましょう[4]．

また，睡眠は学習や記憶とも深く関係しています．レム睡眠（浅い睡眠）中，脳内では昼間に得た一時的な記憶や情報を大脳皮質に整理して刻み込ませています．つまり，昼間に学習したことは睡眠により定着したものとなるのです．

　しかし，睡眠が極端に足りない場合は，生命維持に重要な深いノンレム睡眠が優先してあらわれ，レム睡眠が減るため，記憶を整理したり長期的に記憶したりする脳の活動が行われないことになるのです．試験勉強では，徹夜して知識を詰め込んで・・ということがよくあると思いますが，頭にしっかり記憶させるためには，睡眠をとるほうが良いのです．100％完璧に覚えるために徹夜するよりも，何となく覚えたかなくらいで睡眠をとったほうが，朝には頭がはっきりしてさえていることでしょう．睡眠をとっていない脳は，能力発揮できません．

　睡眠時間には個人差があります．大切なのは睡眠の質です．自分にあった睡眠時間を確保し，質の良い睡眠をとるように心がけ，自分の能力をフルに発揮できるよう日々，努めましょう．

（田中秀樹）

文　献‥‥

1) 田中秀樹：集団を対象とした睡眠改善技術．白川修一郎ほか編：183-209，基礎講座睡眠改善学第2版．ゆまに書房，2019.
2) 田中秀樹：ぐっすり眠れる3つの習慣 ベスト新書．KK ベストセラーズ，2008.
3) 田中秀樹ほか：思春期の眠りの改善．日本睡眠改善協議会編：119-136, 応用講座　睡眠改善学．ゆまに書房，2013.
4) 田中秀樹：意外と知られていないこと．看護研究，40：77-88，2007.

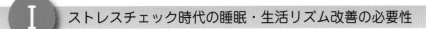

3　ストレスチェックの運用と課題

ストレスチェックの運用と課題

　ストレスとは，古くは物体に圧力を加えることで生じる歪みを示す物理学用語でした．その後，医学や生理学領域でCanon[1]やSelye[2]が報告した研究論文を契機にストレスという用語が広まったといわれています．しかし，Selye[3]はストレスに対する考えを近年特有のものではなく，すでに古代ギリシャの医師Hippocratesが語っていたと説明しています．そこには「人々は大昔から経験的に重労働をしたり，寒さや暑さに長く曝されたり，大量に出血したり，病気をしたりすると，元気がなくなり，疲労困憊するという事実に気づいていた．また，自分の能力以上の事柄に直面し，能力の限界を越えて"あっ，やってしまったな"という本能的な感覚もあったであろう．そして慣れないことを長々と続けていると―たとえば冷たい水中で泳いだり，岩石を持ち上げたり，食事を抜いて働いたり―1つの決まった反応が表れるのにも気づいていたと思われる．その際，一般的にはまずその経験が辛く思われ，だんだん慣れるが，最終的には持ちこたえられなくなるといった，3段階の反応を経過することになる」と説明しています．ストレスという単語そのものは使われていませんが，これが何を意味しているかは明らかです．これだけの長い歴史を持ちながら，現代においてもストレスの全貌は解明されていません．それだけストレスが複雑であり，1対1では捉えきれない何かがあるということに他なりません．

　一般にストレスはネガティブに捉えられていて，生活するうえで好ましくないものとして認識されています．しかし，Yerkes-Dodsonの法則によると，人はストレス度が強すぎても弱すぎてもパフォーマンスは高くならないことが明らかにされています．一方で，適度なストレスは仕事の効率や生産性を上げることがわかっていて，私達の生活にスパイスを与えてくれるポジティブな側面も持ち合わせています．つまり，ストレスフリーであることが必ずしも望ましいとはいえず，適度なプレッシャーが最適なパフォーマンスをもたらすということです．このように，ストレスは単純に捉えきれない特性があり，同じストレスフルな事象を体験しても人により受け取り方が異なり，心身への影響も様々です．そのため，ストレスは必ずしも明確に捉えることができないために，対処することが難しいのかもしれません．

　労働者が生活するうえで，一番長い時間を過ごすのは職場ですが，そこでも大きなストレスが蔓延しています．厚生労働省が実施している労働者調査[4]によると，現在の仕事や職業生活に関して，強いストレスとなっていると感じる事柄がある労働者の割合は，近年約6割を推移しています．労働者

にとって，ストレスに関する問題は深刻ですが，一方でその対応は企業側に任されていました．積極的に取り組んでいる業界もありましたが，多くの企業では整備されないままであり職場におけるストレスが原因の疾病が多発し，労働災害の申請および認定が増加していました．

これらの背景を踏まえ，労働安全衛生法が改正され，2015年12月から厚生労働省は従業員が50人以上の事業所に対し，従業員の抱えているストレスについて把握するために「ストレスチェック」制度を義務づけました．初回の施行後，労働基準監督署[5]に報告のあった実施状況が公開され，実施義務対象事業場のうち，82.9%が実施していることが明らかとなりました．さらに，ストレスチェック実施事業場の労働者のうち受検した労働者は78.0%でした．企業がストレスチェックに取り組む割合は高く，一見すると，この制度がうまく活用されているように思えます．ただし，ストレスチェックは受検そのものが目的ではありません．ストレスチェック制度を利用することで，労働者自身のストレスへの気づきを促すという一次予防の観点に加えて，不調に陥らないために早めに気づいて対応する二次予防も重要ですが，実際には形骸化している恐れがあります．

それを裏づける要因として，高い実施率の一方で，ストレスチェックを受けた労働者のうち，医師による面談指導を受けた労働者は0.6%に過ぎないことが明らかにされています．ストレスチェックは健康診断とは異なり，受検者のプライバシーが保護されているため企業側に受検者の結果は知らされません．ストレスチェックの結果は本人しか知り得ないため，仮に高ストレス者であったとしても本人の申出がなければ，医師の面談（二次予防）につながらず本来の目的を果たせないことになります．また，厚生労働省の平成29年 労働安全衛生調査[6]によると，『メンタルヘルス対策の取り組み内容』のうち，最も高かったのは「労働者のストレスの状況などについて調査票を用いて調査（ストレスチェック）」（64.3%），次いで「メンタルヘルス対策に関する労働者への教育研修・情報提供」（40.6%），「メンタルヘルス対策に関する事業所内での相談体制の整備」（39.4%）でした．ストレスチェック実施率とそれに伴い必要とされる教育・情報や相談体制の割合に乖離があることは，実施後のフォロー体制の整備が不十分である可能性が考えられます．本来のストレスチェックの役割とは，メンタルヘルス不調発生の未然防止や環境を含めた組織への改善策を講じるだけでなく，不調者が自発的に相談する二次予防を行い，ひいては生産性向上をはかることも重要です．

ところで，筆者らのストレスチェックに関する研究[7]によると，疾患や生活習慣などの影響を調整したとしても，仕事上のストレス，身体的ストレス，精神的ストレス，疲労，抑うつのすべてにおいて睡眠と強い関連があることが示唆されています．これは横断研究のため，因果関係は明らかではありませんが，少なくともストレッサーにもストレス反応にも睡眠は関係が深いことが推測されます．労働を考える際，働くこと自体に注視しがちですが，それと表裏一体である働いていない時間の使い方が労働時間を支えているといっても過言ではありません．

1日のなかで人が労働と同程度の時間を費やすものとして睡眠は重要であり，私たちは睡眠と無縁の生活を送ることはできません．睡眠は単に身体・精神活動を休止することではなく，能動的に睡眠を活用することができれば，効果的な休養につながります．ところが，労働時間を捻出するために余暇や睡眠時間を削っている人が多いというのが現実です．厚生労働省における平成29年 国民健康・栄養調査[8]の睡眠の状況によると，20〜59歳の『1日の平均睡眠時間』が「6時間未満」は男女ともに4〜5割でした（図1）．働き方改革関連法では，労働者の終業時刻から始業時刻の間に一定の休息

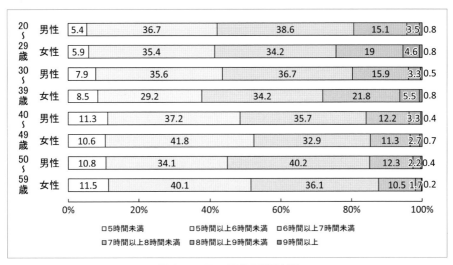

図 1.　1 日の平均睡眠時間

(厚生労働省：国民健康・栄養調査(平成 29 年)を改変)

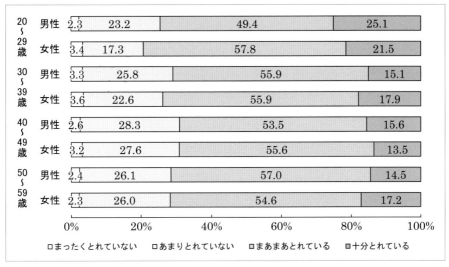

図 2.　睡眠の質の状況

(厚生労働省：国民健康・栄養調査(平成 29 年)を改変)

を設定するインターバル制度(努力義務)が規定されています．この制度により，一見，生活時間およ
び睡眠時間が確保できて労働者の健康が守られるように感じられますが，良質な睡眠の質が伴わなけ
ればその意義は薄れてしまいます．

　前出の国民健康・栄養調査[8]において『睡眠の質の状況』で睡眠が「あまりとれていない」もしく
は「まったくとれていない」は 20〜59 歳の男女ともに 3 割弱でした(図 2)．世界的に見て日本人は
短時間睡眠だといわれていますが，同時に，睡眠の質の低さも深刻な状況かもしれません．睡眠時間
の短さや睡眠の質の低下は，すでに心身の健康状態を悪化させるリスクファクターになる[9]ことが明
らかにされており，量および質の両面から睡眠健康に関する学びを深めることは急務です．

　労働者のメンタルヘルス—こころの健康を守ることは，雇用主としての義務や責任に留まりませ
ん．労働者の不調を未然に防ぐことは，昨今の健康経営の視点からも理に適っているといえます．ま

た，労働者の睡眠改善を行うことは，ともに生活する家族の健康増進にも繋がると考えられます．

　本邦では少子高齢化が進み，それに伴う労働人口が減少しているなか，企業には限られた労働者で事業の永続的な発展をすることが求められており，ワーク・エンゲイジメント，ダイバーシティなど，様々な概念と取り組みが導入されてきました．しかし，それだけでは突破できない限界に対処するために，労働以外の私生活も含めて見直す必要が生じてきており，近年では，プライベートも含めてワークスタイルそのものを見直すワーク・ライフ・バランスという考え方が広まりつつあります．従来の労働者の健康管理においては，仕事だけを重視しがちでしたが，それだけに偏るのではなく，仕事以外の時間にも注目して，快適で規則正しい生活を送り心身ともに健康であることが仕事の効率や生産性の向上にも繋がるはずです．

　生活には健康三原則と呼ばれる運動・栄養・休養が重要ですが，休養—とりわけ睡眠については，高度な知識や特別なスキルを用いることなく，誰もがすぐに生活のなかで始められる方法がたくさんあります．今日からでも正しい睡眠健康法を開始することができるように，本書では勤務形態に応じた様々な生活リズム健康法をご紹介していきます．

（山内加奈子）

文　献・・・

1) Canon WB：Bodily changes in pain, hunger, fear and rage. Appleton, 1929.
2) Selye HA：syndrome produced by diverse nocuous agents. Nature, 138：32, 1936.
3) Selye H：The stress of Life. Revised edition. McGrawHill Book Co. Ltd., 1976.
4) 厚生労働省：平成30年 労働安全衛生調査(実態調査)結果の概況. 労働者調査. (https://www.mhlw.go.jp/toukei/list/dl/h30-46-50_kekka-gaiyo02.pdf)
5) 厚生労働省労働衛生課：ストレスチェック制度の実施状況. (https://www.mhlw.go.jp/file/04-Houdouhappyou-11303000-Roudoukijunkyokuanzeneiseibu-Roudoueiseika/0000172336.pdf)
6) 厚生労働省：平成29年 労働安全衛生調査.
7) Yamauchi K, et al：Relationship between subjective job stress and factors related to job stressin female workers at geriatric health services facilities. The Bulletin of Faculty of Psychology, Hiroshima International University, 6：37-43, 2018.
8) 厚生労働省. 平成29年 国民健康・栄養調査結果の概要. (https://www.mhlw.go.jp/content/10904750/000351576.pdf)
9) Ohayon MM：Epidemiology of insommia：what we know and what we still need to learn. Sleep Med Rev, 6：97-111, 2002.

II

睡眠・生体リズムの理解と評価

Ⅱ 睡眠・生体リズムの理解と評価

1 睡眠と生体リズム

 ## 体内時計とは

　地球上の生物の多く(バクテリア，植物，動物)は，昼と夜がある地球上で生存していくために，現在の時刻を正確に把握し，同時に数時間後を予測しながら活動と休息を繰り返しています．この働きが，私たちの体にも備わっており，体内時計と呼ばれています．体内時計は，約24時間の活動と休息のリズム(生体リズム)(図1)を生み出しています[1]．1972年に体内時計が脳深部の視床下部視交叉

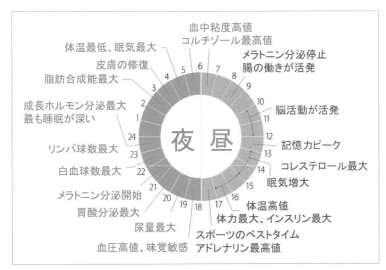

図 1. 体内時計が刻む24時間リズム

体内時計は，外部環境の変化を予測し，睡眠と覚醒にあわせて様々な生理機能を調整します．
体内時計は，視交叉上核に中枢時計がありますが，肝臓や筋肉といった全身の組織にも末梢時計があります．
体内時計が刻む24時間リズムのおかげで，睡眠を含めた様々な生理機能が時間的に調和し，最適な内環境が作り出されます．
日中の活動期には，深部体温，血圧，心拍数が高くなり，夜間の休息期になるとメラトニンが分泌され体温が低下し睡眠導入が促されます．
早朝にはコルチゾールが分泌され，血糖値を上げ覚醒後の活動に向けての準備を整えます．

(文献2より改変)

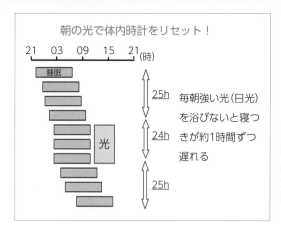

図 2.
朝の光で体内時計をリセット
朝の光で体内時計をリセットすることで，25 時間リズムを24 時間に同調させます．光が最も強力ですが，食事や社会活動，運動も同調因子として作用します．

上核(suprachiasmatic nucleus；SCN)にあることがわかりました．ほんの米粒のような小さな細胞の塊です．1997 年に体内時計の細胞のなかに 6 つの時計遺伝子があり，互いに作用して正確に時を刻んでいることがわかりました．現在では，二十数個の時計遺伝子が存在することがわかっています．

　私たちの体のリズムは約 24 時間と説明しましたが，正確には地球の自転よりも 1 時間ほど長い 25 時間がヒトにとっての 1 日です．ヒトはこの 1 時間のズレを，朝目を覚まし，光を浴びることで 24 時間に調整しています(図 2)．この調整には，光のなかの青色のスペクトラム成分にそれを可能にする働きがあります．時刻のわからない洞窟のなかで生活すると，体のリズムが毎日 1 時間ずつ遅れていきますが，これは 25 時間時計を光でリセットできないからです．ミネソタ大学のフランツ・ハルバーグは，25 時間周期のリズムを「サーカディアンリズム」(概日リズム)と名づけました．サーカとは「おおよそ」，ディアンとは「1 日」を意味するラテン語です[2]．

体内時計の働き

　この体内時計のおかげで，活動や睡眠に最適な体内環境が，秩序よく時間的に調和して作り出されます．私たちの体温は朝 4 時頃に最低となります．その後，覚醒に向けて徐々に高くなり，午後から夕方に最高体温となります．血圧や脈拍も活動期の昼には高く，夜の睡眠中には低くなります．暗くなるとメラトニンが分泌され深部体温が低下し，スムースな睡眠導入が促されます．深いノンレム睡眠中には成長ホルモンが分泌され，細胞の新陳代謝，修復がなされます．早朝にはコルチゾールが分泌され，糖新生を促進し血糖値を上げて活動準備を整えます．

　体内時計は自律神経とホルモンの働きを管理し未病(そのままにしておくと病気になるかもしれない状況)を予知し，免疫力を高める仕組みであることが明らかにされました．また，時計遺伝子はとても繊細にできていて，異変があると体内時計を狂わせます．その結果，睡眠障害，高血圧，コレステロールや中性脂肪の増加，糖尿病，骨がもろくなる現象，認知症，さらにはがんを招いてしまうことが動物実験や臨床研究で示されています(図 3)．

睡眠の役割

　私たちは朝目覚めてから，仕事や勉強など様々な活動をこなし，夜には眠ります．情報にあふれス

- 不眠になる (Zhu L, Neurol Clin, 2012)
- 飲酒量が増える (Spanagel R, Nature Med, 2005)
- 高血圧・糖尿病になる (Turek, Science 2005)
- 骨がもろくなる (Fu L, Cell, 2005)
- がんになりやすい
  (Lee CC, Cancer Causes Control, 2006)
- 老化が進む (Viswambharan H, Circulation, 2007,
  Wang C-Y et al., Circulation, 2008)
- 寿命が短い (Fu L et al., Cell, 2002)

図 3. 体内時計の乱れと病気
（文献 2：大塚邦明先生提供スライドより改変）

ピードを求められる現代社会に対応し，夜には倒れるように寝床につく方も多いでしょう．しかし，睡眠は「疲れたから眠る」といった，消極的・受動的な生理機能だけではありません．

睡眠研究の先達である井上昌次郎先生は，睡眠とは「脳による脳のための管理技術」であり，休息するだけでなく，積極的に「脳を創り，育て，守り，修復して，より良く活動させる」機能があると説明されています[3]．

全身の司令塔である脳は，体重のわずか 2％の重さしかありませんが，身体各所からの情報を集中的に処理し，信号を出して全身を制御しています．そのため，安静時であっても体が必要とする総エネルギーの 18％も消費しています．また，脳は非常に繊細で脆弱な臓器で 16 時間以上連続して覚醒していると，脳機能は低下し，酒気帯び運転状態と同じ程度にしか機能しなくなることがわかっています．

このように脳は"連続運転"に弱く機能低下しやすいのです．そして，脳の機能が低下すると，正常な精神活動や身体動作ができなくなり，私たちの生存は危うくなります．しかし，睡眠の機能により脳の情報処理能力は回復し，記憶が強化，整理，固定され翌日にヒトはさらに賢くなってより良い活動をすることができるようになります．

🌙 睡眠不足の現状

24 時間社会の今，人々の生活スタイルは夜型化し睡眠時間は確実に減少しています．図 4 は，世界の国別睡眠時間（2018 年度 OECD 報告）を示していますが，我が国は最も睡眠時間の短い国となってしまいました．また，厚生労働省の「国民健康・栄養調査」をみると，実に 39.2％の方の睡眠時間が 6 時間未満でした（図 5）[4]．この報告内容を詳しくみると，図 6 に示すように睡眠時間が 6 時間未満の群では，6 時間以上の群に比べて，入眠困難，中途覚醒，早朝覚醒を多く訴えていました[5]．これは，睡眠時間が短くなると不眠症状が強くなり，さらに眠れなくなって睡眠時間が短くなってしまうという悪循環が形成されていることを意味していると推測されます．

なぜ睡眠時間が短くなると，眠れなくなるのでしょうか．睡眠不足は眠気を強め，作業能力を低下させる一方，睡眠不足時に不安や抑うつが生じやすくなります．国立精神・神経医療研究センターの研究グループは，14 名の健康成人男性に 5 日間の充足睡眠セッション（平均睡眠時間：8 時間 5 分）および 5 日間の睡眠不足セッション（同 4 時間 36 分）の両方に参加してもらい，睡眠不足が睡眠構造，不安や抑うつの強さ，恐怖や幸せ感情を表す表情写真を見た際の脳活動（機能的 MRI で測定）に及ぼす

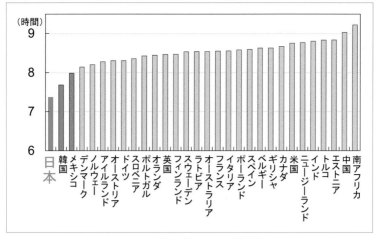

図 4. 睡眠時間の国際比較

(Organisation for Economic Co-operation and Development (OECD)：Time use across the world 2018. より)

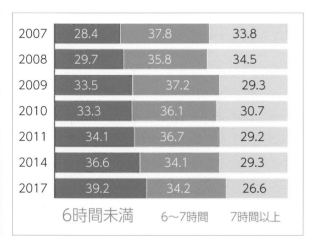

6時間未満　6～7時間　7時間以上

図 5.

睡眠時間の短縮

厚生労働省の調査では，約 40％が睡眠時間 6 時間未満です．睡眠不足の割合は，年ごとに増加して，日本人の約 4 割が 6 時間未満の睡眠時間です．

（文献 4 より）

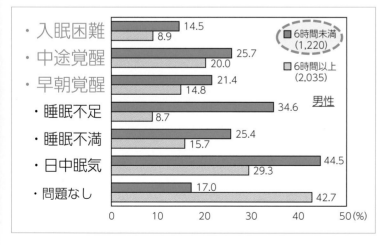

図 6.

睡眠 6 時間未満で睡眠内容が悪化

データを詳しくみると，睡眠 6 時間未満の人は，6 時間以上寝ている人に比べて，寝つきが悪い，中途覚醒が多い，早朝覚醒が多いことがわかります．

早朝覚醒とは，いつもは 7 時頃に起きている人が，2 時間以上前に覚醒してしまい，それ以上眠れない状況を示します．早朝覚醒は「うつ病」に特徴的な症状でもあります．

つまり，睡眠時間が 6 時間未満になると，さらに眠れなくなり，睡眠が悪くなることを意味しています．

（文献 5 より）

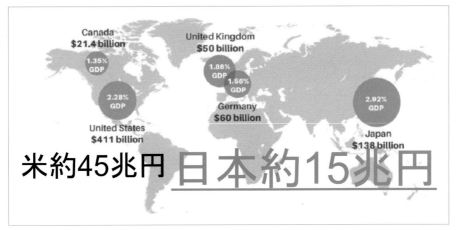

図 7. 睡眠不足による経済損失

非営利研究機関 Rand Europe の調査研究によると，睡眠不足による経済損失額を国内総生産（GDP）比でみた場合，日本は 2.92％となり，調査対象 5 か国のうちで最大です．損失額で比べると，最大は米国で，年間で最高 4110 億ドル（約 45 兆円），日本は 1380 億ドルで 2 番目となります．

しかし，GDP（gross domestic product）の比率でみると，日本は 2.92％ですが，アメリカは 2.28％，ドイツは 1.56％と，その睡眠時間の長さに応じて経済損失が少ないことがわかります．睡眠不足は，職務遂行能力の低下などを通して生産性を下げます．

（Rand Europe 2016 の試算より）

影響を検討[6]しました．その結果，睡眠不足時に恐怖表情を見たときの左扁桃体（情動中枢）の活動が有意に増大し，扁桃体の過活動を腹側前帯状皮質が抑止するフィードバック機能が低下することがわかりました．一方，幸せ表情ではそのような変化は生じませんでした．

つまり睡眠不足時に不快な感情ストレスなどの情動刺激を受けると，熟眠時よりも扁桃体の活動が亢進し，情動を抑制する機構が十分機能できなくなり，不安や抑うつが高じやすくなり，さらに眠れなくなるのです．

🌙 睡眠不足による経済損失

高度経済成長期には，睡眠時間をできるだけ切りつめて働けば，生産性が上がり，経済的に裕福になるとの考えから，昼も夜も睡眠を削って活動してきました．その結果として健康を害し，心のゆがみやうつ病を生じることになりました．交代勤務の経験年数と病気との関係を調べた研究から，交代勤務を長く続けていると，その年数に比例して，うつ病や心血管病リスクが増加することが知られています．

睡眠不足による経済的な損失は，世界の先進国が皆，頭を痛めている問題です．我が国の睡眠不足による社会的損失は，2016 年の Rand Europe の試算では約 15 兆円と試算されています（図 7）[7]．そのなかで，日本では睡眠不足による事故や欠勤，疾病などが原因で年 60 万日を超える労働時間を損失しており，睡眠時間が平均 6 時間を下回る人は，7〜9 時間の人に比べて，死亡リスクが 13％高くなると述べられています．しかし，6 時間未満の睡眠時間を 6〜7 時間に増やす（例えば 30 分睡眠時間を長くする）と，日本経済には 7570 億ドル（約 8.3 兆円）のプラス効果があるとも試算されています[5]．

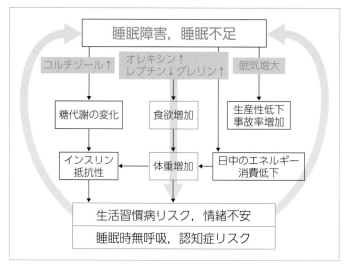

図 8. 睡眠不足と病気の関係

睡眠不足や睡眠障害が生活習慣病や情緒不安，睡眠時無呼吸症候群，認知症リスクを悪化させるメカニズムです．
①睡眠不足や睡眠障害になると，コルチゾールの分泌が高まり，インスリン抵抗性が増大します．
②オレキシンが増加して覚醒し，グレリン（空腹感増加）増加，レプチン（食欲抑制ホルモン）低下により，食欲が増進し，体重増加（肥満）を招き，そしてインスリン抵抗性を増大させます．
③昼間の眠気などにより日中の活動量が低下し，結果的にエネルギー消費低下から肥満をもたらします．
このように，睡眠不足により，肥満となり，糖尿病や高血圧，高脂血症などの生活習慣病，睡眠時無呼吸，認知症に直接的，間接的に悪影響を及ぼします．

睡眠と生活習慣病，がん

　睡眠に関して何らかのトラブルを抱えている人の多くが，様々な生活習慣病にかかっていることが明らかになっています．これまで肥満は食べすぎや運動不足が原因だといわれてきましたが，その背景には睡眠も大きく関与しています（図 8）．

　健康な成人を対象に睡眠時間を 4 時間に制限した研究[8]では，インスリンの分泌が減り，血糖値の上昇がみられただけでなく，脂肪細胞から分泌されるレプチン（食欲を制御し，代謝を促進するホルモン）の血中濃度が約 18%減少し，胃から分泌されるグレリン（空腹時に増加して食欲を高めるホルモン）は約 28%増えていました．さらに甘いものや炭水化物を多く摂取するようになりました．これは，睡眠不足の状態では食欲を調節するホルモンのアンバランスが生じ，食欲が亢進して肥満になることが示されています．

　また，交代制勤務者では，日勤者に比べて，乳がん，前立腺がん[9]，大腸がんが多いことが報告されています．人は睡眠と密接に関連するメラトニンというホルモンの作用で昼夜を区別しています．「メラトニン」は，体内時計の働きによって朝の光を浴びてから 14〜16 時間後に血中濃度が増大し始め，眠りの準備をもたらします．メラトニンは「明暗に依存」して分泌されるため，眠る前に明るい照明環境にいると，その分泌が抑制され，寝つきを悪くします．

　このメラトニンには，ヒトでは睡眠作用の他に，性的成熟抑制作用，活性酸素の中和作用，抗加齢，

抗がん作用など多様な生理作用を持ち，身体を夜の間に修復しています．メラトニンは強い光に当たると分泌されなくなるので，交代制勤務者にがんの発症が多いのは夜間の光を受光することによりメラトニン分泌が抑制されることが関与していると推測されています．

　私たちの心身の健康を支え，労働災害を低減する最も重要なテーマは睡眠です．睡眠の質を高くすることができれば，病気になる危険性は大きく低減され，身体の老化を着実に阻止でき安全な労働環境が形成できると考えます．

（宮崎総一郎）

文　献‥‥‥

1）山仲勇二郎：生体リズムと睡眠．宮崎総一郎ほか編：73-87，睡眠学　Ⅰ眠りの科学入門．北大路書房，2018．
2）大塚邦明：健やかに老いるための時間老年学：94-118，ミシマ社，2014．
3）井上昌次郎：眠る秘訣．朝日新書．2009．
4）厚生労働省：平成29年「国民健康・栄養調査」の結果．（https://www.mhlw.go.jp/stf/houdou/0000177189_00001.html）
5）厚生労働省：平成27年「国民健康・栄養調査」の結果．（https://www.mhlw.go.jp/file/04-Houdouhappyou-10904750-Kenkoukyoku-Gantaisakukenkouzoushinka/kekkagaiyou.pdf）
6）Motomura Y，et al：Sleep debt elicits negative emotional reaction through diminished amygdala-anterior aingulate functional connectivity．PLoS One，8：e56578，2013．
7）Hafner M，et al：Why sleep matters-the economic costs of insufficient sleep．A cross-country comparative analysis．RAND Corporation，Santa Monica，Calif．，and Cambridge，UK．7-13，2016．（https://www.rand.org/pubs/research_reports/RR1791.html）
8）Spiegel K，et al：Brief communication：Sleep curtailment in healthy young men is associated with decreased leptin levels，elevated ghrelin levels，and increased hunger and appetite．Ann Intern Med，141：846-850，2004．
9）Kubo T，et al：Prospective cohort study of the risk of prostate cancer among rotating-shift workers：findings from the Japan collaborative cohort study．Am J Epidemiol，164：549-552，2006．

ストレスチェック時代の**睡眠・生活リズム**改善実践マニュアル
—睡眠は健康寿命延伸へのパスポート—

Ⅱ 睡眠・生体リズムの理解と評価

2 適切な睡眠時間とは

 適切な睡眠時間

　ヒトは何時間眠るのが，健康にとってベストでしょうか．答えは，「睡眠時間は人それぞれ．朝起きたときに疲れがなく，昼間に普通に活動できていれば，あなたの睡眠は足りているとお考えください」と説明しています．

　日本人の睡眠時間と死亡の危険率を調べた調査[1]では，6.5〜7.5時間の睡眠時間の人が最も危険率が低く，4時間以下や9時間以上寝ている人では，死亡率が1.3〜1.9倍高くなっていました．短い睡眠時間が良くないことは理解できますが，長すぎる睡眠時間もリスクを高めるのはなぜでしょうか．

　睡眠時間と，高血圧になるリスクについての調査[2]（図1）を紹介しましょう．7〜8時間睡眠で高血圧になるリスクを1とした場合，32〜59歳では睡眠が5時間以下だとリスクが1.6倍と高くなり，睡眠時間が長くなるほどリスクが低くなっていました．ところが60〜86歳では，睡眠が5時間未満の場合は0.85倍，逆に9時間以上になるとリスクが1.31倍になり，睡眠時間が長いほどリスクが上がったのです．つまり，若い人と高齢者では全く逆の結果が出たということです．

　睡眠は年齢の影響を受けます．歳をとるほど，中途覚醒の時間が長くなり，睡眠は浅くなることがわかっています．ポイントは，「基礎代謝量」です．基礎代謝量とは，生命維持のために消費する必要

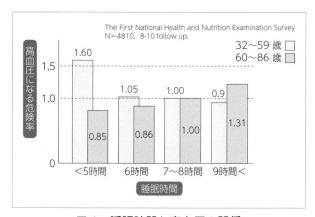

図1. 睡眠時間と高血圧の関係

（文献2より）

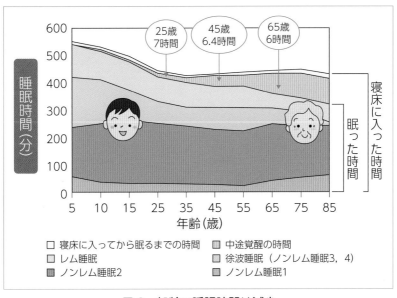

図 2. 加齢で睡眠時間は減少

（文献 3 より改変）

		推奨睡眠時間	許容睡眠時間
新生児	（生後 0〜3 か月）	14〜17 時間	11〜19 時間
乳児	（4〜11 か月）	12〜15 時間	10〜18 時間
年少の幼児	（1〜2 歳）	11〜14 時間	9〜16 時間
年長の幼児	（3〜5 歳）	10〜13 時間	8〜14 時間
就学児童	（6〜13 歳）	9〜11 時間	7〜12 時間
思春期の小児	（14〜17 歳）	8〜10 時間	7〜11 時間
青年	（18〜25 歳）	7〜9 時間	6〜11 時間
壮年・中年	（26〜64 歳）	7〜9 時間	6〜10 時間
高齢者	（65 歳以上）	7〜8 時間	5〜9 時間

図 3. 推奨睡眠時間と許容睡眠時間

（文献 4 より）

最小限のエネルギーで，筋肉量に比例します．若い頃は筋肉量が多いうえ，活発に体を動かすので，長く，ぐっすりと眠れます．しかし，年齢を重ねるとともに筋肉量も減り，活動量も減っていくため，体が必要とする睡眠時間も減ることになります．

　図 2 に健康人の年齢別の睡眠時間[3]を示します．人は加齢とともに生理的に必要とする睡眠時間または実際に眠れる時間が減少しています．高齢者で睡眠時間が 5〜6 時間の人の高血圧リスクが低い理由は，年齢相応の睡眠時間を守り，活動的であったのではないかと考えられます．一方，高齢者で長く寝ていた人の高血圧リスクが高い理由は，日中の活動量が少なく，年齢不相応の長い睡眠時間をとるために中途覚醒が増え，熟睡感がなくなり睡眠の質が悪くなったことが影響しているのではないかと推測されます．

　図 3 に，2015 年にアメリカ睡眠財団から発表された，推奨睡眠時間と許容睡眠時間[4]を提示します．これをみると，成人では健康を維持するための適切な睡眠時間として，26〜64 歳の場合，推奨

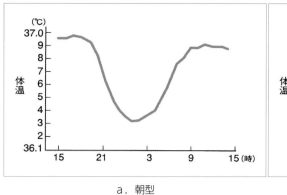
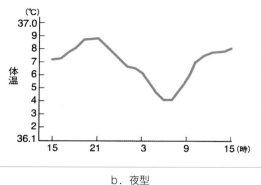

a．朝型　　　　　　　　　　　　　　　　b．夜型

図 4.　朝型と夜型の体温リズム

（文献 5 より）

睡眠時間が 7〜9 時間，許容睡眠時間は 6〜10 時間となっています．許容睡眠時間には 4 時間もの幅があります．理由の一つは，長く眠らないと調子が出ない「ロングスリーパー」と，短時間睡眠でも平気な「ショートスリーパー」がいるからです．睡眠は個人差が大きいものなのです．ですから「8 時間睡眠が良い」という，科学的な根拠はありません．ショートスリーパーは，人口の 5〜10％といわれていますが，多くの人では最低 6 時間は眠らなければ，体調は維持できません．

　加えて，朝型と夜型という違いもあります．私たちの体温は 1 日のなかで変動していますが，朝型と夜型では次のように異なります[5]（図 4）．

　①朝型：午後 9 時頃から体温が下がり始め，翌日午前 3 時頃に最低となります．その後，上昇に転じ，午前 6 時頃にはかなり高くなります．

　②夜型：午後 11 時頃から体温が下がり始め，翌日午前 7 時頃に最低となります．上昇に転じるのはそれ以降です．

　体温が上がると体は活動モードになり，下がるとお休みモードに入ります．夜型の方は午前 7 時頃に体温が最低になるため，朝になってもスッキリと起きられないのです．ですから，朝早くに勉強や趣味などの活動を行う「朝活」や「朝練」をしても，効率が悪いうえ，睡眠不足になります．

　自分が朝型か夜型かを知るためには，チェックリスト[6]（図 5，6）がありますので，自分で判定してみて下さい．

（宮崎総一郎）

文　献・・・

1) Tamakoshi A, et al：Self-Reported Sleep Duration as a Predictor of All-Cause Mortality：Results from the JACC Study. Japan SLEEP, 27：51-54, 2004.
2) Gangwisch JE, et al：Short sleep duration as a risk factor for hypertension：analyses of the first National Health and Nutrition Examination Survey. Hypertension, 47：833-839, 2006.
3) Ohayon MM, et al：Meta-analysis of quantitative sleep parameters from childhood to old age in healthy individuals：developing normative sleep values across the human lifespan. Sleep, 27：1255-1273, 2004.
4) Hirschkowitz M, et al：National Sleep Foundation's sleep time duration recommendations：methodology and results summary. Sleep Health, 1：40-43, 2015.
5) Breithaupt H, et al：Tolerance to shift of sleep, as related to the individual's circadian phase position. Ergonomics, 21：767-774, 1978.
6) 石原金由ほか：日本語版朝型-夜型（Morningness-Eveningness）質問紙による調査結果．心理学研究, 57：87-91, 1986.

朝型夜型質問紙 （MEQ）

お名前： 　　　　　　　　回答日時： 　20 　年 　　　月 　　　日 　　　時 　　　分

1. あなたの体調が最高と思われる生活リズムだけを考えて下さい。そのうえで、1日のスケジュールを本
   当に思い通りに組むことができるとしたら、あなたは何時に起きますか。
   下のタイム・スケールをみて、当てはまる番号に○をしてください。

午前
5時					6時					7時					8時					9時					10時					11時					12時
1	2	3	4	5	6	7	8	9	10	11	12	13	14	15	16	17	18	19	20	21	22	23	24	25	26	27	28

　↳ 番号

2. あなたの体調が最高と思われる生活リズムだけを考えてください。そのうえで、夜のすごし方を本当に
   思い通りに計画できるとしたら、あなたは何時に寝ますか。
   下のタイム・スケールをみて、当てはまる番号に○をしてください。

午後　　　　　　　　　　　　　　　　　　　　　　　　　　　午前
8時					9時					10時					11時					12時					1時					2時					3時
1	2	3	4	5	6	7	8	9	10	11	12	13	14	15	16	17	18	19	20	21	22	23	24	25	26	27	28

　↳ 番号

3. 朝、ある特定の時刻に起きなければならないとき、どの程度目覚まし時計に頼りますか。
   - ☐1 まったく頼らない
   - ☐2 あまり頼らない
   - ☐3 わりに頼る
   - ☐4 たいへん頼る

4. ふだんあなたは、朝、目が覚めてから容易に起きることができますか。
   - ☐1 まったく容易でない
   - ☐2 あまり容易でない
   - ☐3 わりに容易である
   - ☐4 たいへん容易である

5. ふだん、起床後30分間の目覚めぐあいは、どの程度ですか。
   - ☐1 まったく目覚めていない
   - ☐2 あまり目覚めていない
   - ☐3 わりに目覚めている
   - ☐4 たいへん目覚めている

6. ふだん、起床後30分間の食欲は、どの程度ですか。
   - ☐1 まったく食欲がない
   - ☐2 あまり食欲がない
   - ☐3 わりに食欲がある
   - ☐4 たいへん食欲がある

7. ふだん、起床後30分間のけだるさは、どの程度ですか。
   - ☐1 たいへんけだるい
   - ☐2 どちらかといえばけだるい
   - ☐3 どちらかといえばそう快である
   - ☐4 たいへんそう快である

8. 次の日、まったく予定がないとすれば、あなたは寝る時刻をいつもに比べてどうしますか。
   - ☐1 遅くすることはほとんどない（まったくない）
   - ☐2 遅くしても1時間以内
   - ☐3 1～2時間遅くする
   - ☐4 2時間以上遅くする

9. 何か運動をしようと思いたちました。友人が、「それならば、週2回1時間ずつで、時間は午前7時か
   ら午前8時までが一番いい」と、助言してくれました。あなたの体調が最高と思われる生活リズムだけ
   を考えると、それをどの程度やりぬけると思いますか。
   - ☐1 完全に実行できるだろうと思う
   - ☐2 わりに実行できるだろうと思う
   - ☐3 実行するのは難しいだろうと思う
   - ☐4 実行するのはたいへん難しいだろうと思う

図5. 朝型と夜型質問紙 MEQ

10. あなたは、夜、何時になると疲れを感じ、眠くなりますか。

下のタイム・スケールをみて、当てはまる番号に〇をしてください。

午後 8時	9時	10時	11時	午前 12時	1時	2時	3時

1 2 3 4 5 6 7 8 9 10 11 12 13 14 15 16 17 18 19 20 21 22 23 24 25 26 27 28

↑ 番号

11. 精神的にたいへん疲れるうえ、2 時間もかかるとわかっているテストを受けて、最高の成績をあげたいとします。1 日のスケジュールを本当に思い通りに組むことができ、あなたの体調が最高と思われる生活リズムだけを考えると、次のうち、どの時間帯を選びますか？

- ☐1　午前 8 時～午前 10 時
- ☐2　午前 11 時～午後 1 時
- ☐3　午後 3 時～午後 5 時
- ☐4　午後 7 時～午後 9 時

12. 午後 11 時に寝るとすれば、あなたは、そのときどの程度疲れていると思いますか。

- ☐1　まったく疲れていないと思う
- ☐2　あまり疲れていないと思う
- ☐3　わりに疲れていると思う
- ☐4　たいへん疲れていると思う

13. ある理由で寝るのがいつもより何時間か遅くなったが、翌朝は特定の時刻に起きる必要がない場合、あなたは次のどれにあてはまりますか？

- ☐1　いつもの時刻に目覚め、それ以上眠らないだろう
- ☐2　いつもの時刻に目覚めるが、その後うとうとするだろう
- ☐3　いつもの時刻に目覚めるが、また眠るだろう
- ☐4　いつもの時刻より遅くまで目が覚めないであろう

14. ある夜、夜警のため午前 4 時から午前 6 時まで起きていなければならないが、次の日はまったく予定がないとします。あなたは次のどれにもっともよくあてはまりますか。

- ☐1　夜警が終わるまで寝ないだろう
- ☐2　夜警前に仮眠をとり、夜警後に十分眠るだろう
- ☐3　夜警前に十分眠り、夜警後に仮眠をとるだろう
- ☐4　夜警前にできる限り眠るだろう

15. きつい肉体作業を 2 時間しなければなりません。1 日のスケジュールを本当に思い通りに組むことができ、あなたの体調が最高と思われる生活リズムだけを考えると、次のうちのどの時間帯を選びますか。

- ☐1　午前 8 時～午前 10 時
- ☐2　午前 11 時～午後 1 時
- ☐3　午後 3 時～午後 5 時
- ☐4　午後 7 時～午後 9 時

16. きつい運動をしようと思いたちました。友人が「それならば、週 2 回、1 時間ずつで、時間は午後 10 時から午後 11 時までが一番いい」と、助言してくれました。あなたの体調が最高と思われる生活リズムを考えると、それをどの程度やりぬけると思いますか。

- ☐1　完全に実行できるだろうと思う
- ☐2　わりに実行できるだろうと思う
- ☐3　実行するのは難しいだろうと思う
- ☐4　実行するのはたいへん難しいだろうと思う

図 5. 朝型と夜型質問紙 MEQ　つづき

17. 仕事をする時間帯を、あなた自身で選ぶことができるとします。おもしろいうえ、できばえに応じて報酬がある仕事を5時間連続して（休憩を含む）行うとき、どの時間帯を選びますか。

下のタイム・スケールをみて、連続5時間を選び、一番遅い時間帯に当てはまる番号に〇をしてください。

真夜中												正午												真夜中
12時	1	2	3	4	5	6	7	8	9	10	11	12	1	2	3	4	5	6	7	8	9	10	11	12
24	1	2	3	4	5	6	7	8	9	10	11	12	13	14	15	16	17	18	19	20	21	22	23	24

⤴ 番号

18. 1日のどの時間帯が体調が最高であると思いますか。1つの時間帯だけを選んでください。

下のタイム・スケールをみて、当てはまる番号に〇をしてください。

真夜中												正午												真夜中
12時	1	2	3	4	5	6	7	8	9	10	11	12	1	2	3	4	5	6	7	8	9	10	11	12
24	1	2	3	4	5	6	7	8	9	10	11	12	13	14	15	16	17	18	19	20	21	22	23	24

⤴ 番号

19.「朝型」か「夜型」かと尋ねられたら、あなたは次のうちどれにあてはまりますか。

- ☐ 1 明らかに「朝型」
- ☐ 2 「夜型」というよりむしろ「朝型」
- ☐ 3 「朝型」というよりむしろ「夜型」
- ☐ 4 明らかに「夜型」

図5. 朝型と夜型質問紙 MEQ　つづき

図6.
朝型と夜型質問紙MEQ（採点表）

「朝型」の特徴
- ・就寝・起床時刻がほぼ一定
- ・1日の体温変化にメリハリがある
- ・平熱で基礎代謝量が多く筋肉質
- ・入眠がスムース
- ・眠りが深い
- ・成長ホルモンの分泌が良い
- ・熟睡感，疲労回復感が高い
- ・朝から食欲がわく
- ・始業時から仕事がはかどる
- ・夜の仕事効率やシフト勤務への適応力が低く，時差ボケに弱い

「夜型」の特徴
- ・就寝・起床時刻が日によってバラバラ
- ・1日の体温変化にメリハリが少ない
- ・低体温で基礎代謝量が低く太りやすい
- ・寝つくまで時間がかかる
- ・眠りが浅い
- ・成長ホルモンの分泌が悪い
- ・熟睡感，疲労回復感を得にくい
- ・朝に食欲がわきにくい
- ・午前中の作業効率が低い
- ・夜の仕事効率やシフト勤務への適応力が高く，時差ボケに強い

Q1. 1～6＝5点 / 7～11＝4点 / 12～19＝3点 / 20～24＝2点 / 25～28＝1点
Q2. 1～4＝5点 / 5～9＝4点 / 10～18＝3点 / 19～23＝2点 / 24～28＝1点
Q3. 1＝4点 / 2＝3点 / 3＝2点 / 4＝1点
Q4. 1＝1点 / 2＝2点 / 3＝3点 / 4＝4点
Q5. 1＝1点 / 2＝2点 / 3＝3点 / 4＝4点
Q6. 1＝1点 / 2＝2点 / 3＝3点 / 4＝4点
Q7. 1＝1点 / 2＝2点 / 3＝3点 / 4＝4点
Q8. 1＝4点 / 2＝3点 / 3＝2点 / 4＝1点
Q9. 1＝4点 / 2＝3点 / 3＝2点 / 4＝1点
Q10. 1～4＝5点 / 5～9＝4点 / 10～19＝3点 / 20～24＝2点 / 25～28＝1点
Q11. 1＝6点 / 2＝4点 / 3＝2点 / 4＝0点
Q12. 1＝0点 / 2＝2点 / 3＝3点 / 4＝5点
Q13. 1＝4点 / 2＝3点 / 3＝2点 / 4＝1点
Q14. 1＝1点 / 2＝2点 / 3＝3点 / 4＝4点
Q15. 1＝4点 / 2＝3点 / 3＝2点 / 4＝1点
Q16. 1＝1点 / 2＝2点 / 3＝3点 / 4＝4点
Q17. 4～7＝5点 / 8＝4点 / 9～13＝3点 / 14～16＝2点 / 17～24＝1点 / 1～3＝1点
Q18. 5～7＝5点 / 8～9＝4点 / 10～16＝3点 / 17～21＝2点 / 22～24＝1点 / 1～4＝1点
Q19. 1＝6点 / 2＝4点 / 3＝2点 / 4＝0点

【判定】

70～86点：明らかな朝型

59～69点：ほぼ朝型

42～58点：中間型

31～41点：ほぼ夜型

16～30点：明らかな夜型

Ⅱ 睡眠・生体リズムの理解と評価

3 睡眠の評価

はじめに

眠れないと悩む前に，自分の睡眠が適切かどうか，以下の眠気の評価（エプワース眠気尺度），不眠障害の評価（アテネ不眠尺度），睡眠日誌を参考に，自分の眠りの状態を見直してみましょう．

眠気の評価

最初に，自身の眠気評価をしてみましょう．

図1は，オーストラリアのマレー・ジョーンズ先生が開発した，眠気の評価[1]の日本語版[2]です．世界中で最も広く用いられているものです．ジョーンズ先生は，一貫して眠気の評価の研究をされています．この質問票は，彼が働いていたエプワース病院で開発したので，エプワース スリーピネス スケールと呼ばれています．Epworth 病院の E，眠気 sleepiness の S，尺度を意味する scale の S の頭文字をとって，ESS と名づけられています．

早速やってみましょう．質問に答えるときには，いま現在感じている眠気ではなく，最近の平均的な日常生活を思い浮かべて答えてください．

最初の項目は「座って新聞や本を読んでいるときに，あなたはうとうとする可能性がありますか？」です．ほとんどない場合は0点，少しある場合は1点，半分くらいでは2点，高い場合は3点ですが，あなたはそのいずれでしょうか．あてはまる点数に，○をつけてください．

このように，8つのすべての項目に必ず答えてください．終わりましたら，点数を合計してください．この眠気の評価 ESS は，あくまでも自覚的なものなので，正確に評価できないこともあります．ただ，同一人では，治療前後で眠気の変化を見たり，集団の眠気を比較したりするのに有用です．

点数が24点満点のうち，11点以上あれば，それは眠気があると判断されます．16点以上ある人は，かなり眠気が強いと判断されます．ナルコレプシーという，どこでも寝てしまう病気では20点以上になることもしばしばです．交代勤務の人達で調べてみると，10点前後の方が多いようです．

ただ，この点数が低いからといって，眠気がないとはいえません．あくまでも眠気は自覚的なものなので，客観的な評価とは異なることがあります．自覚的な眠気と，客観的な作業能力をみた研究（図2）があります．これは，健康成人の協力者にお願いして，全く寝ない状況，4時間睡眠，6時間睡眠，8時間睡眠の条件で，自覚的な眠気と，客観的な作業能力を，2週間にわたって観察しました．全く

記載日：　　　年　月　日

氏　名　_____

ESS 日本語版

もし、以下の状況になったとしたら、どのくらいうとうとする（数秒～数分眠ってしまう）と思いますか。最近の日常生活を思い浮かべてお答ください。

以下の状況になったことが実際になくても、その状況になればどうなるかを想像してお答下さい。

（1～8の各項目で、○は1つだけ）

全ての項目にお答えください

	うとうとする可能性？			
	ほとんどない	少しある	半分くらい	高い
1) すわって何かをよんでいるとき（新聞、雑誌、本、書類など）	0	1	2	3
2) すわってテレビをみているとき	0	1	2	3
3) 会議、映画館、劇場などで静かにすわっているとき	0	1	2	3
4) 乗客として1時間続けて自動車に乗っているとき	0	1	2	3
5) 午後によこになって、休息をとっているとき	0	1	2	3
6) すわって人と話をしているとき	0	1	2	3
7) 昼食をとった後（飲酒なし）、静かにすわっているとき	0	1	2	3
8) すわって手紙や書類などを書いているとき	0	1	2	3

合計点数　_____

図1. 眠気尺度（ESS）

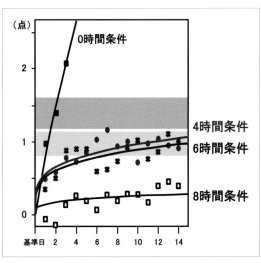

a. 自覚的眠気（SSS）

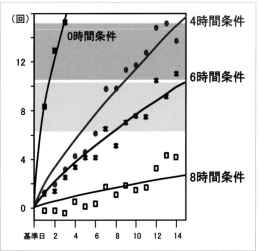

b. 看視課題（PVT）反応遅延

図2. 自覚的な眠気と客観的な反応遅延

（Van Dongen HP, et al：The cumulative cost of additional wakefulness：dose-responce effects on neurobehavioral functions and sleep physiology from chronic sleep restriction and total sleep deprivation. Sleep, 26：117-126, 2003. より）

アテネ不眠尺度日本語版

（Japanese version of the Athens Insomnia Scale: AIS-J）

記載日： ＿＿＿＿＿＿＿ 年 ＿＿ 月 ＿＿ 日

氏名：

この尺度は，あなたが経験したさまざまな睡眠問題についてお聞きするものです。過去1ヶ月間に少なくとも週3回以上経験したものについて，あてはまる数字に○をつけてください※

A. 寝つきの問題について（布団に入って電気を消してから眠るまでに要した時間）

| 0: 問題なかった　　　1: 少し時間がかかった　　　2: かなり時間がかかった |
| 3: 非常に時間がかかったか，全く眠れなかった |

B. 夜間，睡眠途中に目が覚める問題について

| 0: 問題になるほどではなかった　　　1: 少し困ることがあった　　　2: かなり困っている |
| 3: 深刻な状態か，全く眠れなかった |

C. 希望する起床時間より早く目覚め，それ以上眠れない問題について

| 0: そのようなことはなかった　　　1: 少し早かった　　　2: かなり早かった |
| 3: 非常に早かったか，全く眠れなかった |

D. 総睡眠時間について

| 0: 十分だった　　　1: 少し足りなかった　　　2: かなり足りなかった |
| 3: 全く足りないか，全く眠れなかった |

E. 全体的な睡眠の質について

| 0: 満足している　　　1: 少し不満　　　2: かなり不満　　　3: 非常に不満か，全く眠れなかった |

F. 日中の満足感について

| 0: いつも通り　　　1: 少し低下　　　2: かなり低下　　　3: 非常に低下 |

G. 日中の活動について（身体的および精神的）

| 0: いつも通り　　　1: 少し低下　　　2: かなり低下　　　3: 非常に低下 |

H. 日中の眠気について

| 0: 全くない　　　1: 少しある　　　2: かなりある　　　3: 激しい |

※ 研究に応じて，不眠の期間に関する教示（「過去1ヶ月間」）を変更しても構わない。

図 3. アテネ不眠尺度（AIS）

寝ない状況では，自覚的な眠気と，作業能力の低下度は，きれいに相関していました．つまり，眠気が強くなるほど反応が遅れていました．しかし，4時間睡眠や6時間睡眠では，自覚的な眠気は3日目以降はあまり強くならなかったのに対し，実際の作業能力は睡眠時間の少なさに応じて低下していました．

　この研究結果から，ヒトは睡眠不足がたまった状態では，自分の眠気を正確に評価できないことを意味しています．つまり，自分では「眠くないので大丈夫」と思っていても，身体は睡眠不足のためすぐに反応できない状態になっており，作業ミスや事故の原因となることを意味しています．

　このESSは，同一人の眠気の評価や変化をみるときには簡単に用いることができ，有用です．しかし，質問紙の限界を知って使用することが必要です．

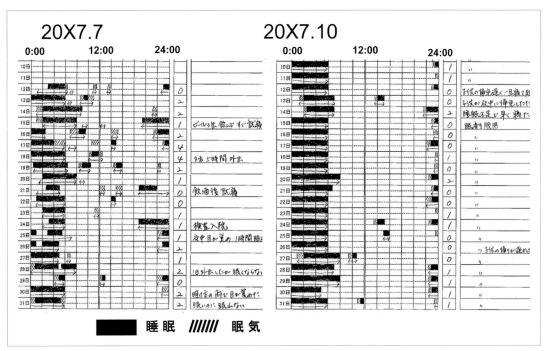

図4. 52歳, 女性

 不眠障害の評価

　チェックリスト(図3)を使って, あなた自身の自覚的な不眠の度合いを測定してみましょう. このチェックリストは, アテネ不眠尺度と呼ばれ, 世界保健機構(WHO)が中心となって行った「睡眠と健康に関する世界プロジェクト」の一環として用いられたものです[3]. ＱA〜Hの8つの質問について, 過去1か月に少なくとも週3回以上経験した項目に○をつけてください. それぞれの項目の点数を合計し, 得点を求めてください.

　<チェックリストの解説>
　合計得点が0〜3点の人：不眠障害の心配はありません.
　合計得点が4〜5点の人：不眠障害の疑いが少しあります.
　合計得点が6点以上の人：不眠障害の疑いがあります.
　ある程度の目安として, 臨床では12点以上を中等度の不眠障害, 16点以上を重症の不眠障害とみなしています.

 睡眠日誌の活用

　睡眠日誌をつけることは自分の睡眠状況を知り, 改善するためにとても役立ちます. 睡眠日誌記録で, 眠気が改善した例[4]を示します.
　54歳, 女性が, 昼間の眠気が強いことを心配して睡眠外来を受診されました. そこで, 睡眠・覚醒リズムの把握のために睡眠日誌の記入をお願いしました(図4-左). 睡眠日誌を見ると睡眠の取り方

が非常に不規則で睡眠時間の不足が明らかでした．睡眠習慣について詳しく尋ねたところ，「20時頃からベッドに入り，テレビを見たり本を読んだりしています．23時頃に子どもを迎えにいくので，眠くても寝ないようにしています．眠りたいのに眠れないことも多いので，飲酒や睡眠薬を服用したり，眠れるまでパソコンをしたりしています」とのことでした．

　そこで，「窓のカーテンを半分くらい開けて眠るようにし，朝日を感じるようにしてください．週に2〜3回，午後に30分程度，サークルで運動するか，買い物に出かけるように」と睡眠健康指導をしました．また，睡眠薬も同じ時刻に飲んで眠るように説明しました．その結果，睡眠・覚醒リズムは図4-右のように規則正しくなりました．睡眠薬なしでも0時頃には就寝する習慣がつき，日中の眠気もかなり改善しました．眠気の評価点数(ESS)も当初は18点でしたが，4か月後には7点に減少していました．

　睡眠日誌の記録紙と記入法を図5に示しますので，状況に応じて記入しやすいように変更して活用してください．

（宮崎総一郎）

文　献・・

1) Johns MW：A New Method for Measuring Daytime Sleepiness：The Epworth Sleepiness Scale．Sleep, 14：540-545, 1991.
2) Takegami M, et al：Development of a Japanese version of the Epworth Sleepiness Scale(JESS)based on Item Response Theory．Sleep Med, 10：556-565, 2009.
3) Okajima I, et al：Development and validation of the Japanese version of the Athens Insomnia Scale．Psychiatry Clin Neurosci, 67：420-425, 2013．(https://doi.org/10.1111/pcn.12073)
4) 宮崎総一郎：連載：睡眠障害カンファレンス第7回 いびきで受診し，「手術適応かどうか」診察依頼された1例．睡眠医療, 2：367-372, 2008.

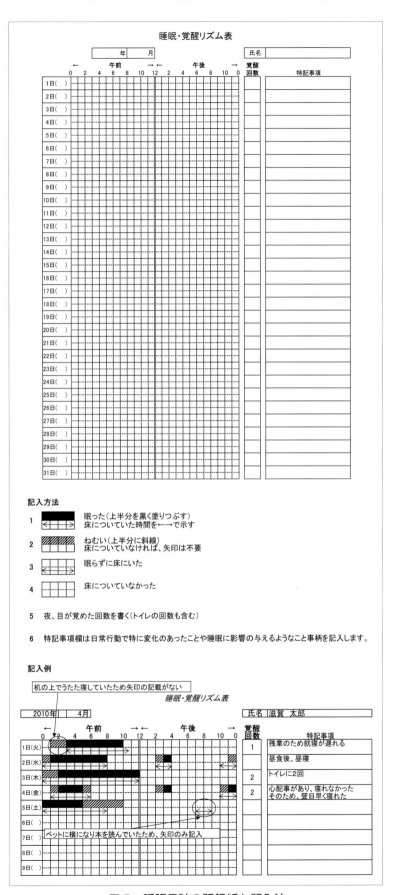

図5. 睡眠日誌の記録紙と記入法

★ コラム ★

睡眠健康指導前後での，眠気尺度(ESS)とアテネ不眠尺度(AIS)の応用例

201X年6月19日に睡眠について30分程度の講義を聴講した20代，女子学生から，翌日6月20日に以下のメールを頂きました．

> 自然と目が覚めたのは久しぶりのことで，朝にこんなに時間があることに感動しています！昨夜は早く寝るのに，少し時間が惜しいような気がしましたが，今朝のゆとりを一度体感すると，今までの生活習慣を変えざるをえないです．

これまでの問題点は？

・寝つきが悪い(30分以上)
・朝の疲労感(肩の凝り)
・朝起きることができない
・ESS　9点，AIS　9点
(ESS：II-3「睡眠の評価」p.39 図1 参照，
AIS：II-3「睡眠の評価」p.40 図3 参照)

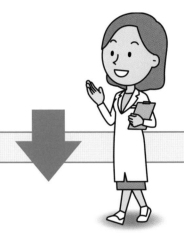

昨夜からの改善点は？

・コーヒーを19時以降に飲まない
・軽いストレッチ
・寝る90分前にシャワーを浴びる
・それ以降，極力スマートフォンやタブレットなどの単末は見ないようにする
・刺激の強いドラマを寝る直前は見ない(グレイズ・アナトミーという海外医療ドラマを寝る前に見るのを日課にしていました)
・電子機器をベッドに持ち込まない

2週間後(7月5日)のメール報告

> 先日の授業から2週間経ちました．睡眠はかなり改善しました．ESSが9点から4点に，AISも9点から2点になりました．朝の目覚めがすっきりだと，日中のやる気も出て，結果として次の日の良質な睡眠へと繋がる気がします．小さいことですが，コーヒー摂取量を控え，寝る前のストレッチを継続しています．これからもこの生活習慣を続けるつもりです．睡眠改善ができ，本当に嬉しく思います！

(宮崎総一郎)

Ⅱ 睡眠・生体リズムの理解と評価

4 知っておくと良い睡眠障害

睡眠不足症候群

　事　例：22歳，女性．Yさんは昼間に眠くて，事務仕事に支障をきたしていました．毎朝起きることもできません．7時には無理に起きるのですが，体は眠ったままで全く動きません．日中でも，布団に入ったらすぐに寝てしまいそうです．仕事に差し支える眠気なので，病院の睡眠外来を受診しました．

　先生から，寝た時間，起きた時間，眠気の程度を紙に書いてくるようにいわれました．1か月後，睡眠記録をみた先生は「あなたは睡眠不足症候群です．休みの日に，普段より2時間以上も長く寝ているでしょう．これは本当の病気ではなく睡眠時間が足りてないだけです．十分な睡眠時間をとると治ります」と説明されました．しかし，Yさんは，夜にはテレビも見たいし，家事もあるので早くベッドに入ることができないでいました．

　ある日，交通事故に遭いました．ショックで会社を休み，4日間ずっと家で寝ていました．5日目に仕事に行きましたが，不思議なことにちっとも眠くなりません．そのことを先生に話すと「いったとおりでしょう！あなたは慢性の睡眠不足だったので，今回たっぷり眠ったことで，睡眠負債がなくなり眠気がなくなったのですよ」と言われました．

　Yさんのような場合を，「睡眠不足症候群」と呼びます．必要な睡眠時間をとらないことで，睡眠不足の影響が眠気やイライラ，集中力低下となり，ひいては事故の原因となります．この病気（？）はまじめな若い男性サラリーマンに多いといわれますが，若い世代から中年まで広い年代で見受けられます．通勤時間が長いことで，この睡眠不足症候群になる方が結構おられます．理想的には，毎日8時間20分ぐらい眠るとこの睡眠負債が全くなくなります．どこでもすぐ眠れるというのは，実は睡眠不足の裏返しなのです．

　事故のあとでもYさんは，「仕事して帰ってきてすぐに寝るなんて，人生損していると思いませんか」と話していました．現代社会では，ともすれば睡眠が軽視されがちです．少しくらいの睡眠不足はすぐには健康に影響しません．しかし，長い間睡眠不足でいると，事故や健康障害（生活習慣病，精神疾患など）という大きな睡眠負債（図1）を支払うことになります．

　この睡眠負債について，国立精神・神経医療研究センターで行われた研究結果[1]は興味あるものです．平均7時間22分眠り，眠気がない健康な成人男性15人（平均年齢23.4歳）を対象として，特殊な実験室内で9日間にわたり就床時間を12時間に延長して十分な睡眠をとらせる試験を行いました．

　試験期間中の睡眠時間の変動曲線から各被験者の必要睡眠時間を算出したところ，平均8時間25分

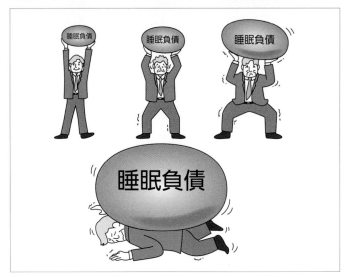

図 1. 睡眠負債の概念図

少しくらいの睡眠負債(睡眠不足)はすぐには健康に影響しません.
しかし,睡眠負債が蓄積すると,事故や健康障害という大きな睡眠負債
になります.

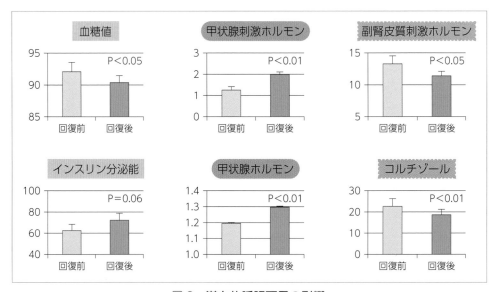

図 2. 潜在的睡眠不足の影響

潜在的睡眠不足時(7時間22分)と睡眠延長時(8時間25分)の血液検査値を比較すると,
すべての項目で,睡眠延長時には改善しています.

と試算されました. 自宅での習慣的睡眠時間と比べて,1日当たり平均1時間長いことが明らかになりました. さらに,睡眠延長後の血液検査(図2)では,空腹時血糖値の低下,インスリン分泌能の増大,甲状腺ホルモン濃度の上昇,コルチゾール濃度の低下など,糖代謝,細胞代謝,ストレス応答などに関わる内分泌機能の改善がありました.

これらの結果から,1日当たり1時間の睡眠不足は被験者の心身機能に負担となっているにも関わらず,眠気などの症状が乏しいために本人はその存在を自覚できない「潜在的睡眠不足」と研究センターの北村氏らは命名しています.

表1. 不眠障害における日中の問題

①疲労または倦怠感
②注意力，集注力，記憶力の低下
③社会生活上，家庭生活上，勤務上での支障，学業成績低下
④気分がすぐれない，イライラ
⑤日中の眠気
⑥多動，衝動性，攻撃性などの問題行動
⑦やる気，気力，自発性の低下
⑧ミスや事故を起こしやすい
⑨睡眠に関する心配，不満

不眠障害

事 例：70代，女性．夫の死後に相続問題で悩み，寝つきが悪くなりました．その後，問題は解決しましたが，眠れる自信がなくなり，近医を受診しました．軽い睡眠薬を処方され，眠れるようになりました．しかし，睡眠薬が癖になるのではないかと思い，睡眠薬を中止すると眠れないのです．そのうち，毎日の睡眠薬服用に関する葛藤が強くなり，睡眠外来を受診しました．

過度の不安は，眠るために過剰な努力を促し，さらに不眠恐怖が増強され過覚醒となって，眠れなくなるといった悪循環を形成します．また，不眠障害では夜間に下がるべきコルチゾール分泌が亢進し，これが過覚醒を生じるとも推測されています．

不眠障害は，入眠困難（寝つきが悪い），中途覚醒（いったん寝ついた後に覚醒），早朝覚醒（通常よりも1〜2時間以上早く覚醒）といった症状を認め，そのことにより日中の倦怠感，意欲低下などの日中の問題（表1）が最低1つ認められる場合に診断されます．不眠症状のみで生活機能障害（QOL低下）がない場合には，不眠障害には該当しません．例えば，高齢者で中途覚醒はあるが日常生活には支障がなく，本人も苦痛を感じていない場合は不眠障害とはしません．

1）入眠困難

床についてから眠りに入るまでに30分以上かかり，本人がそれを苦痛と感じている場合に入眠困難と判断されます．しかし，個人差や年齢差が大きいので，要した時間だけで入眠困難とはしません．

2）中途覚醒

入眠から，起床までの間に覚醒してしまう状態を指します．加齢により中途覚醒数は増加しますが，覚醒後の再入眠が困難であり，回数が著しく多く，日中に眠気が出現する場合に中途覚醒（睡眠維持困難）と判断されます．

3）早朝覚醒

本人の望む起床時刻，または普段の覚醒時刻より1〜2時間以上早く覚醒し，それ以上眠れなくなる状態を指します．うつ病に特徴的であるとされています．

1．不眠障害の病態

　仕事上のストレス，家族内のトラブル，失恋などの何らかの心理的・環境的要因により不眠が出現することは特に珍しいことではなく，通常生じた不眠は一過性のものであり，問題となることはありません．しかし，個人を取り巻く環境要因や，神経質で完全主義的傾向が強いといった性格要因によって生じた不眠を，ことさら重大な現象として認知し，これを避けようと過剰に努めるために，自己の睡眠状態に過度にとらわれてしまう場合があります．つまり，不眠に対する過度の恐怖や不安，外的な条件（しばしば不眠を体験する寝室，あるいは不眠を体験した際の状況や行動）により，不眠を誘発していた要因が取り除かれた後にも不眠が慢性化，固定化して持続する場合には，不眠障害と診断されます．このような不眠障害では，不眠を過度に恐れ，何とか眠ろうと焦るという内的要因により不眠が出現していることから，睡眠を意識しない状況（テレビの視聴時や読書中）では容易に入眠が可能な場合も多いのです[2]．

　また，不眠をきたす病気として，以下のようなものがあるので，注意しておく必要があります．

1）うつ病による不眠障害

　慢性不眠を訴える患者の約20％がうつ病患者です．不眠に加え，食欲低下，意欲・興味の減退があります．

2）睡眠時無呼吸症候群

　睡眠中の気道閉塞により，睡眠が中断，微小覚醒が繰り返されるために，不眠ならびに日中の過剰な眠気を呈します．

3）むずむず脚症候群

　就寝時に増悪する異常感覚のために，強い入眠困難が生じます．

4）周期性四肢運動障害

　睡眠中の周期的な四肢異常運動が睡眠を障害して，不眠や日中の眠気の原因となります．「足がぴくぴくして寝つけない」と訴えられます．

2．不眠障害の治療

　不眠障害の治療に際しては，ただ単に睡眠薬を処方するだけでなく，薬物療法と並行して，睡眠健康指導や認知行動療法を行うことが推奨されています．

　睡眠健康指導（不眠を解消し，質の良い睡眠を得るために日常生活を整えること）の要点は，
　①睡眠時間帯の規則化
　②就寝前のリラクゼーション
　③過剰に眠ろうと努めすぎないこと
　④睡眠環境の調整
に分類して考えます．

図3.

睡眠制限療法

起床時刻を変えないで，入床時刻を遅くすると，入眠が早くなり，中途覚醒も少なくなり，熟睡感が得られるようになります．

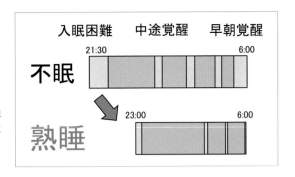

表2. 一般人の睡眠薬に対する誤った考え

①安定剤は安全だが，睡眠薬は怖い薬である
②睡眠薬を飲んだら，強い眠気が出現する
③一度飲みだしたら，一生やめられない（依存性）
④薬の量がどんどん増えていく（耐性）
⑤もの忘れがひどくなる，ぼける（痴呆）
⑥大量に飲むと死んでしまう（自殺）
⑦睡眠薬よりアルコールのほうが安全である（寝酒のすすめ）

　不眠を訴える方の多くは，就床・起床時刻が不規則で，過剰な飲酒をしている場合も多いのですが，こうした場合には可能な限り生活を規則正しくし，眠るための飲酒は禁止するなどのアドバイスが必要です．また，不眠を恐れるあまり必要以上に長時間床で過ごしている場合（高齢者に多い）には，日中の活動性を高め，患者の睡眠時間を5時間を下限として減少させ，臥床時間と身体の要求する睡眠時間との差を少なくすることにより，不眠症状を改善させる（睡眠制限療法）ことも有用です（図3）．こうした非薬物療法によっても不眠症状が改善しない場合に，薬物療法が開始されます．

　現在，我が国で使用されている睡眠薬は，大きくベンゾジアゼピン系，非ベンゾジアゼピン系，メラトニン受容体作動薬（ラメルテオン），オレキシン受容体拮抗薬（スボレキサント）に分類されます．前二者はいずれもγ-アミノ酪酸（GABA）系を介してその薬理作用を発現します．GABA は脳内で神経間の情報を伝えている物質（神経伝達物質）で，GABA が働くことで神経細胞の興奮が抑制されます．ベンゾジアゼピン系，非ベンゾジアゼピン系いずれも GABA の働きを強めることで睡眠が誘発されるのです．

　メラトニンは20時頃から分泌され，深夜1〜2時頃をピークに，明け方になると光を浴びて消えていくホルモンです．メラトニン受容体作動薬は，体内時計調整や催眠作用を有するメラトニンの受容体を介して催眠効果を発揮します．

　オレキシン受容体拮抗薬は，覚醒状態のときに働いているオレキシンという物質の働きをブロックし，睡眠状態へスイッチを切り替えていく薬剤です．どちらも生理的に作用するため，依存性が極めて少ないといわれています．

　不眠障害の方は睡眠薬を危険な薬剤と誤って認知していることが一般的です（表2）．しかし，睡眠障害に対して頻用されている睡眠薬は，安全性に優れ，依存形成などの危険も少ない薬剤であり，必要以上に恐れることはありません．ただし，安全とはいっても持ち越し効果（特に長時間作用型睡眠薬），筋弛緩作用（特に老人において），奇異反応（多量使用時に興奮），健忘作用（特にアルコールとの併用時）などの副作用を持つこともあるので，注意しておく必要があります．

睡眠時無呼吸症候群

事例1：52歳，男性．片頭痛で悩んでいた ある健診機関の管理職からのメールメッセージを紹介します．

「5年前でしょうか．仕事中に眠くなることが多くなり，また片頭痛が続いていました．眠っても頭痛は解消しません．その頃，公私ともに悩みごとがありました．一種のストレスかと思って診察を受け，「睡眠導入剤」の服用を始めました．それなりの役職に就き，仕事はできると自負していたので，「精神的に弱い」とは思いたくありませんでした．そこで，自分自身がストレスに向き合えるようになるために，片頭痛を抱えながらも，「産業カウンセラー」資格を1年半かけて取得しました．

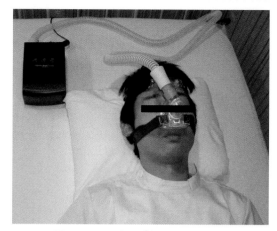

図4．シーパップ（CPAP）の使用

処方された睡眠薬の効果もさほどなく，2年が経過しました．このまま人知れず，「睡眠薬」と付き合うのかと思っていました．その頃，元来いびきがかなり激しいこともあり迷惑をかけるからと，これまで別に寝ていた嫁と20年振りくらいに同じ部屋で寝ることになりました．するとある夜，嫁から「父さん，夜中に息が止まっている」と言われました．そこでX病院で検査を受けたところ，「睡眠時無呼吸症候群」と診断されたので，鼻からマスクで圧縮した空気を送り，喉の狭窄部を広げることで楽に息のできるシーパップ治療（図4）をすることになりました．それからもう3年近くなりますが，今は快適な毎日です！　治療によって，人生が変わりました．振り返れば，5年前から症状はあったと思います．また，以前は65kgだった体重が，少しずつ増えていき，72kgにまで達していたのです．シーパップ治療を行って，今は本当に夢のようです♪」

事例2：48歳，男性．夜のおもらしで悩んでいた営業職のBさんは，2年ほど前より，いびきがひどくなり，睡眠中の無呼吸を妻から指摘されていました．タイマーで計ると，30秒近くも呼吸が停止しているとのこと．その頃，体重が100kgから115kgまで増加．血圧も130mmHg程度だったものが，220mmHgとなっていました．同じ頃から，睡眠中に3回以上もトイレに行くようになり，おもらしをすることもあったため，泌尿器科を受診しましたが，超音波検査などを受けても，前立腺も含め問題ないとのことでした．また，糖尿病もありませんでした．昼間の眠気はとてもひどく，高速道路を走行中にふらっとすることがたびたびありました．路肩で休んでいると自分のいびきでびっくりして起きていました．

その後，睡眠クリニックのことを知って，睡眠検査を受診しました．その結果，寝ている間に喉がつまって息ができなくなる症状（閉塞性無呼吸）が1時間あたり100回以上認められました．また，血液中の酸素濃度は，正常なら95％以上あるところが，62％まで低下していました．早速シーパップ治療を始めました．すると，その夜から寝ているときにトイレに行かなくなり，おもらしもなくなり

ました．血圧の値も正常となり，眠気や頭痛もすっかり消失して喜んでいます．

1．睡眠時無呼吸症候群の症状

　最近話題にのぼることが多い睡眠時無呼吸症候群は，いびきや睡眠中の無呼吸，昼間の強い眠気などが特徴の病気です．この病気の患者数は年々増えており，我が国では働く世代の男性の14％近くが罹患しているとの報告がされています．

　睡眠時無呼吸症候群では，いびきや無呼吸が高頻度に認められる一方，眠気以外の自覚症状がほとんどありません．そのため，本人が気づくことは少なく，周囲の人にいわれてしぶしぶ病院に来るケースが多いのが実情です．

　典型的な症状には，次のようなものがあります．

　①大きく苦しそうないびき，無呼吸

　②日中の耐えがたい眠気

　③夜間2回以上のトイレ

　④熟睡感のないこと

　⑤起床時の疲労や頭痛，口内乾燥

　⑥集中力，記憶力の低下，意欲低下

　無呼吸や低呼吸が睡眠中にみられるのは，睡眠中に空気の通り道である上気道が狭くなり，最終的に閉塞してしまうからです．上気道が狭くなるといびきが生じ，完全に閉塞すると無呼吸となります．

　無呼吸が持続すると低酸素状態となり，大脳がそれを感じて眠りから覚醒させて呼吸を再開させます．しかし，しばらくすると再び睡眠状態となり，無呼吸が出現します．このように無呼吸の患者さんは一晩中，「睡眠−無呼吸−覚醒−睡眠」のサイクルを繰り返すため，質の良い睡眠をとることができません．

　この病気に特有の強い日中の眠気は，夜に眠れていないために起こります．日中の強い眠気は，社会活動を制限するだけでなく，交通事故率を高めるなど社会生活に大きな影響を及ぼします．

2．睡眠時無呼吸症候群の主な原因

　睡眠時無呼吸症候群の主な原因は，肥満によるものが35％，顎が小さいことが35％，扁桃肥大が20％，鼻閉による呼吸障害や飲酒などその他が10％と推定されています．肥満は睡眠時無呼吸症候群の重要なファクターで，太ると起こりやすく，やせれば治りやすいというデータもあります．しかし，睡眠時無呼吸症候群の人すべてが肥満であるということではありません．肥満でなくても，下顎が小さい人は睡眠時無呼吸症候群になりやすく，逆に肥満度の高い人でも，下顎がしっかりしている人は気道が広いので睡眠時無呼吸症候群になりにくいことがわかっています．

　また，無呼吸が継続すると低酸素状態となり，すべての臓器が悪影響を受けますが，特に循環器系は影響を受けやすくなります．無呼吸がある人は無呼吸がない人に比べて，高血圧が2.1倍，心疾患が3.2倍，脳血管疾患が3.1倍と合併症のリスクが高まります．さらに，認知症が1.7倍，糖尿病が2.3倍と報告されています．

3. 睡眠時無呼吸症候群の診断と治療法

　睡眠時無呼吸症候群の診断には，睡眠検査が必要です．一晩入院して行う精密検査と，自宅で行うことができる簡易検査があります．

　治療は原因に応じて，減量，扁桃摘出，鼻閉の改善などがあります．睡眠中に鼻マスクを装着し，空気を吸入しながら就寝するシーパップ治療は有効で安全性も高く，最初に適用する治療となっています．しかし，根治治療ではないため長期間継続する必要があります．比較的軽症の患者さんや肥満ではない患者さんは，睡眠中にマウスピース（口腔内装置）を使って下顎を前方に移動させ，上気道の閉塞を予防することが有効なこともあります．

むずむず脚症候群（レストレスレッグ症候群）

　事　例：60歳，女性．Kさんは，5年ほど前から夜になると脚のしびれや痛みがあり，寝つきが悪くて困っていました．また，その頃より血圧も高くなり薬を飲んでも良くなりませんでした．脚を動かしたり，さすると少しは楽になりますが，ゆっくり眠れないのです．昼間は眠くて困っていました．整形外科を受診して検査を受けましたが，問題ありませんといわれました．あるとき，友人が同じような症状で，薬ですっかり良くなったとのことを聞いて，睡眠外来を受診されました．病院に一泊して検査を受けたところ，睡眠中に脚がぴくぴくと動いていることがわかりました．病院で処方された薬を1錠飲んだその晩から，脚の痛みやしびれがすっかりなくなり，久しぶりにぐっすりと眠れました．高かった血圧も低下しました．

　このような症状は，「むずむず脚症候群」という病気です．高齢者だけでなく，小児や妊娠中の女性，胃の手術後，透析治療を受けておられる方で多くみられます．原因として，鉄欠乏や神経伝達物質の機能低下が関係しているという説が有力です．

　「じっとしていられない・むずむずする・かゆい・痛い・虫が這っているような」などの何とも表現しづらい感覚が，夜寝る前など，静かにしているときにひどくなって，脚を動かすとそのときだけは楽になるというものです（図5）．

　むずむず脚症候群の症状改善には，お茶・コーヒー・紅茶などのカフェイン飲料を控えることが必要です．ある女性の方で，コーヒーを1日に6杯以上も飲んでいた方がおられましたが，コーヒーを控えたことで症状が著しく改善したと話されていました．さらに，鉄分不足のときには鉄補充が必要であり，ニコチン，アルコールも控えることが大切です．

　睡眠薬は無効であり，ベンゾジアゼピン系のてんかん治療薬のクロナゼパム（商品名：リボトリール）が入眠促進効果や中途覚醒抑制効果もあり，有用です．これで良くならないときには，ドパミン作動薬などが投与されます．薬剤治療効果は高く，およそ9割以上で症状が改善します．

　意外と知られていない病気だけに，治療を受けておられる方はごく一部にすぎません．夜良く眠れない，昼間にとても眠いといった症状があり，夜になると脚がむずむずしたり，寝ているときに脚がピクンピクンする場合には，睡眠障害の専門医，神経内科などの受診をお勧めします．

　患者会のホームページ（http://www.muzumuzu.link/）も参考にしてください．

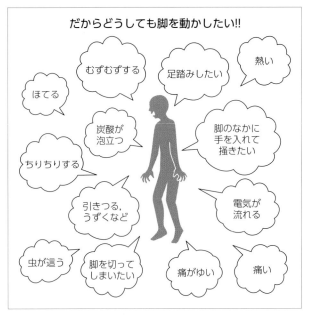

図 5. むずむず脚症候群の様々な症状

 レム睡眠行動障害

事 例：67 歳，男性．M さんは，4 年前から睡眠中に立ち上がる，払いのける，大声を出すようになったとのことで，睡眠外来に連れてこられました．寝ている最中に，夢のなかで壁を越えているつもりで，ふっと目覚めてみるとかけ布団を払いのけていたとのことでした．3 日前には，突進している夢を見ていて，気づくと額をたんすで強く打って怪我をしていました．

これは，「レム睡眠行動障害」という病気です．夢を見ているときには，筋肉はゆるみ身体が動かないようになっていて，夢のなかと同じ行動がとれないように制御されています．しかし，高齢者やパーキンソン病などの病気では，何かの拍子に筋肉を動かすスイッチが入り，夢を見ている内容に沿って身体が動いてしまうのです．この病気は，高齢者の約 0.5 ％程度でおこると報告されています．

夢のなかと同じ行動をするので，夢のなかで熊と戦っているつもりで，隣で寝ている奥さんに暴力をふるったりした例もあります．最初は寝言からはじまり，そのうち手が動くようになり，起き上がって暴れるようになります．身体をゆすったり，大きな声で起こすとはっきりと目覚めて夢の内容をはっきり話します．対処法としては，家具は周囲に置かないなどの寝室の安全を確保するとともに，この病気は，パーキンソン病など神経系の病気の前駆症状として起こることが多いので，神経内科や睡眠外来にご相談ください．

 ナルコレプシー

事 例：20 代，女性．N さんは，中学生のときから昼間にとても眠くてたまりませんでした．夜は十分に眠っているのですが，突然強い眠気に襲われることが多く，授業中も寝てばかりでした．そのため，友達から「寝過ぎ～」とか「眠り姫」とか，からかわれて嫌な思いをしていました．友達と話していて，大笑いをしたときなど膝の力がカクッと抜けることもありました．また，寝入りばなに金

表 3. ナルコレプシーの症状

- 日中に突然耐えがたい眠気に襲われ，何回も居眠りを繰り返す（睡眠発作）
- 笑いや怒りなどの情動変化で，急に首や手足の力が抜ける（情動脱力発作）
- 入眠時に怖い夢を見たり（入眠時幻覚），体を動かそうとしても動かせなくなる（睡眠麻痺，金縛り）

縛りになったり，怖い夢を見ることも多くありました．近所のお医者さんに相談したのですが，よくわからなくて困っていたところ，たまたまインターネットで睡眠専門のクリニックがあることを知り受診してみました．一晩泊まって睡眠検査を受け，血液検査などをした結果，ナルコレプシーと診断されました．今までは周囲から居眠りについて，からかわれたりしてつらかったのですが，飲み薬をもらうようになってからは眠気も改善し，力が抜けることも少なくなり，ずいぶん学生生活が楽しくなりました．

　この方は典型的なナルコレプシーという眠りの病気です．ナルコレプシーは 10 代の半ばに発症することが多く，1,000 人〜10,000 人に 1 人くらいの頻度でおこる病気です．全国で 20 万人程度と推測されています．

1. ナルコレプシーの症状

　この病気では，日中の耐えがたい眠気や居眠りが，よく眠れたか眠れなかったかに関わらず，ほとんど毎日起こります（表 3）．

　これらの症状は治療を行わない限り，生涯にわたってずっと続きます．1 回の居眠りはおよそ 20 分で，目覚めた後はすっきりしますが，1〜2 時間するとまた眠気が襲ってきます．普通なら眠気を催すはずのない試験中や面接中などの緊張した場面でも，急に眠ってしまうことがあります．これは睡眠発作と呼ばれています．

　情動脱力発作は，びっくりしたり，感激したり，笑ったりしたときなど情動の大きな変化をきっかけに，意識はしっかりしているのに突然筋肉の力が抜ける発作です．通常は，数秒以内に回復します．この脱力は全身におこるものから，膝や頸などに限っておこるものまで多彩です．睡眠麻痺は，寝入りばなにレム睡眠のときと同様な全身の脱力がおこるもので，重い物が身体の上に置かれて動けない，あるいは，体が宙に浮くような感覚に襲われます．入眠時幻覚は，寝入りばなの夢で，現実と区別がつきにくいためにこう呼ばれます．自覚的にはまだ目覚めていると感じているのに，実際にはレム睡眠が始まっている状態です．睡眠麻痺と一緒に起こることが多くあります．これらの症状は，レム睡眠と関連していると考えられ，レム睡眠関連症状とも呼ばれます．

　1999 年頃から眠気や情動脱力発作などの症状は，オレキシンという脳内ホルモンが足りないために生じることがわかってきました．しかし，どうしてその物質がなくなるのかについては，まだよくわかっていません．

2. ナルコレプシーの検査

　終夜睡眠ポリグラフ検査で調べると，この病気ではレム睡眠の出現の仕方に特徴があります．レム睡眠は，通常入眠して 60 分以上深いノンレム睡眠が続いた後に出現しますが，ナルコレプシーでは

寝入りばなに出現します．昼間の眠気を客観的にとらえる，繰り返し睡眠潜時検査(脳波で寝つくまでの時間を4〜5回測定)を行うと，眠気のない人では昼間に横になってから眠るまでの時間が平均8分以下になることはありませんが，ナルコレプシーの患者さんは，ほとんどの場合，平均5分以下で昼間に非常に眠りやすい状態になっています．ナルコレプシーでは，こうした日中の検査中にもレム睡眠が起こりやすいのが特徴です．

3．ナルコレプシーの治療

　治療として，日中の眠気を防ぐために，覚醒効果を持つ精神刺激剤であるモダフィニールという薬が使われます．以前使われていた薬と比べて，血圧や脈拍などの循環器系への副作用や，気分のいらだちなど精神的な面での副作用が少ないのが特徴です．

　情動脱力発作，入眠時幻覚，睡眠麻痺などのレム睡眠関連症状の防止には，レム睡眠を抑える作用を持つ薬が効果的です．アナフラニールという三環系抗うつ薬がよく用いられます．

　ナルコレプシーの眠気は，短時間の仮眠でその後しばらくの間は軽くなることが多いため，規則正しい生活をして20分くらいの昼寝をすることで，2〜3時間の間，眠気を軽減することができます．危険な作業や車の運転には注意が必要です．

　ナルコレプシーは慢性的に続く病気なので，治療には気長な取り組みが必要とされます．我が国では，「なるこ会」(https://narukokai.or.jp/)という患者会があり，病気や治療についての啓発活動に取り組んでいます[2]．

　診断がつかないでいると，居眠りのため怠け者とみなされ失職したり，眠気による産業事故や交通事故の原因となることもあります．早めに専門的治療を開始することが重要です．

 ## サーカディアン(概日)リズム睡眠・覚醒障害

　事　例：男子高校生．朝にどうしても起きられない．U君はもともと夜に強く，朝起きるのが苦手でした．高校2年生になった頃より，朝起きられなくなりました．夜は3〜4時頃まで寝つけないのです．そのうちに毎日1時間くらいずつ寝つきが遅くなり，昼夜逆転しているときには，登校できなくなりました．そこで，病院に入院のうえ，規則正しい生活指導とともに，午前中2時間の高照度光治療を受けました．約1か月後には昼夜逆転は改善しました．

　サーカディアンリズム睡眠・覚醒障害[3]は，極端な宵っ張りの朝寝坊という特徴を持った睡眠障害です．この病気は眠る時間と目覚める時間とが通常よりもズレているために起こります．そのため，いくら早く寝ようと思っても深夜にならないと寝つけない，いったん寝つくと普通に眠れるため，朝になっても起きられないということになります．その結果，学校や会社には遅刻常習犯，そして次第に不登校，欠勤へ至ることが多くみられます．周囲からは意志が弱いといわれ，自分でも不甲斐ないと落ち込んでしまいます．ですから，この病気がもとになってうつ病になってしまう人も少なくありません．

　1,000人に2〜4人くらいの人がこの病気にかかっています．もともとリズムが狂いやすい素質を持っている人が夏休みに不規則な生活をした，試験勉強で何日も徹夜をした，夜勤でリズムが狂った

といったことをきっかけとして始まることが多いようです.

サーカディアンリズム睡眠・覚醒障害は睡眠・覚醒リズムを制御している体内時計の機能障害が関与している睡眠相後退症候群や非24時間睡眠・覚醒リズム障害と，人為的要因で生じる時差症候群や交代勤務睡眠障害に大別されますが，最も頻度が高いのは睡眠相後退症候群です.

睡眠相後退症候群では睡眠の開始と終了時刻が社会的に望まれる時刻帯に比較して2時間以上遅れており，典型的な睡眠時間帯は午前3〜5時頃から正午頃であり，睡眠薬あるいは早く寝つこうとする努力は無効とされています.

サーカディアンリズム睡眠・覚醒障害は，患者に多くの弊害をもたらすことになります. 例えば，睡眠相後退症候群により朝に社会的に望まれる時刻に覚醒できない場合，欠勤や常習的な遅刻を生じることになり，学校や仕事を継続することが困難になります. このため，睡眠相後退症候群患者は睡眠相が後退していること以外には，健康面で大きな問題がない場合でも，会社の同僚や上司，あるいは家族から怠けている，意欲がない，精神病ではないかなどの偏見を持って見られてしまう場合が多いのです.

この睡眠相後退症候群の発現機序については，次のように説明されています. ヒトの睡眠・覚醒リズムは外界の明暗周期に依存した二次的な現象ではなく，生体内に存在する体内時計により制御された一次的現象であり，体内時計の持つ固有の周期は約24〜25時間であることが明らかとなっています. したがって，私たちは毎日光を同調因子として用いて体内時計の位相を前進させることにより，24時間周期の外界の明暗周期に同調した生活をしていることになります.

生体リズムの光同調は光に対する位相反応曲線に応じて，朝の光によりリズムの前進が，夜の光により後退が生じます. こうした特性を持つ体内時計の機能障害が生じると，睡眠覚醒リズムが望ましい時間帯から慢性的にズレてしまい，睡眠相後退症候群などの睡眠覚醒リズム障害が生じます.

睡眠相後退症候群に対しては，以下の治療法が知られています.

1)高照度光療法

一般的な高照度光療法では，2,500〜3,500ルクスの高照度光を早朝の一定時刻に2時間程度照射します（Ⅱ-1「睡眠と生体リズム」p. 26 図2参照）. わざわざ室内で高照度光を使用しなくても，戸外に出ると曇りでも1万ルクス以上あるので，起床後2時間以内に戸外で散歩をしたり新聞を読むことでも十分な効果が得られます.

2)メラトニン

午後から夕方にかけてのメラトニン投与によりリズム前進が認められ，朝方の投与によりリズム後退が認められます. 睡眠相後退症候群などの睡眠覚醒リズム障害に対する投与

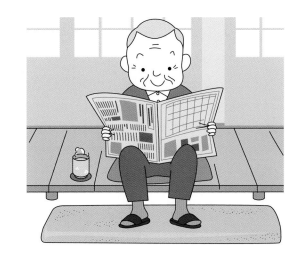

方法は，望ましい入眠時刻の4〜5時間前に，1〜3 mgのメラトニンを投与するのが一般的です．

3）ビタミンB$_{12}$

1983年，非24時間睡眠覚醒リズム障害（毎日，睡眠時間帯が1〜2時間ずつ遅れてしまう疾患）に対してビタミンB$_{12}$の有効性が偶然発見されてから，睡眠覚醒リズム障害の治療に用いられています．非24時間睡眠覚醒リズム障害の66.7％，睡眠相後退症候群の27.1％に中程度以上の治療効果を持つとされています．ビタミンB$_{12}$の治療効果発現機序に関しては，光などの生体リズムの同調因子に対する感受性増進作用や，生体リズムの周期短縮作用によるとされています．実際の投与方法としては，1,500〜3,000 mgのメチルコバラミンを経口投与するのが一般的です．

4）時間療法

生体リズムの周期は約24〜25時間であり，睡眠相を早める方向に移動させるのは困難ですが，遅らせる方向に移動させるのは比較的容易なことから，考案された治療法です．睡眠相後退症候群の治療に用いられ，入眠時刻を1日3時間ずつ遅らせて，約1週間で望ましい入眠時刻に固定させるのが一般的です．この治療法により，睡眠相後退症候群の睡眠相が前進する可能性は高いものの，時間療法終了後に睡眠相が再度後退してしまう場合も多くあります．こうした際には，睡眠薬やメラトニンを補助的に用いて再発を予防することが可能な場合もあります．

（宮崎総一郎）

文　献･･

1）Kitamura S, et al：Estimating individual optimal sleep duration and potential sleep debt. Scientific Rep, 6：open access, 2016.
2）伊藤　洋：第11章「睡眠障害」．宮崎総一郎ほか編著：131-148，睡眠と健康．放送大学教育振興会，2017.
3）財団法人精神・神経科学財団：睡眠健康推進機構のご案内．

睡眠・生活リズムからアプローチする
心身健康，能力発揮

Ⅲ 睡眠・生活リズムからアプローチする心身健康，能力発揮

1 睡眠マネジメント，生活リズム健康法

1) 睡眠マネジメントにおける生活リズム健康法の重要性

 ### 睡眠マネジメントのポイント—ライフスタイル改善と環境調整

　睡眠マネジメントに際しては，まず睡眠の重要性や睡眠改善に重要な知識を理解してもらうことが大切です．さらに，睡眠改善に必要な知識を行動にうつすこと，習慣としてとり入れることが重要です．睡眠維持・改善のためには，人間本来の体にあったライフスタイルを見直し，日常生活レベルで実施可能なライフスタイルや環境の調整が大切な意味を持つといえます．

　睡眠マネジメントのポイントはライフスタイルの改善と睡眠環境の調整，すなわち，

①サーカディアン(概日)リズムの規則性の確保

②日中や就床前の良好な覚醒状態の確保

③睡眠環境の整調

④就床前のリラックスと睡眠への脳の準備

が重要であることを理解してもらうことが大切です．これらのポイントをふまえつつ，睡眠改善のためのツールとして，具体的なメニューを提示したものが，以下の生活リズム健康法です．

 ### 生活リズム健康法(睡眠の自己調整法)を生活にとり入れる

　図1は，日常生活にとり込み，継続することで睡眠・生活リズム改善に重要な生活習慣(生活リズム健康法)を示しています．各項目は上記の認知行動的介入技法を日常の生活のなかで実践できるよう簡便な形で表現したものです．これは睡眠マネジメントのポイントをふまえ，日常の生活のなかで実践できるよう多様なライフスタイルに対応できる形で列記しています．すべて行う必要はなく，自分の生活と照らしあわせて可能なもの3つ程度の目標を決めて，できるものから週3日程度行っていくことが大切です．

　具体的には，生活リズム健康法(習慣チェック)の項目について，できている習慣には○，できていないが頑張れそうなものには△，頑張ってもできそうにないものには×で回答してもらいます．頑張れそうな項目(△)が指導のポイントとなります．×を○に変えようとすると目標が高すぎて，途中で挫折してしまう可能性があるため，△をつけた項目のなかから，頑張れそうなもの，本人が実行可能な目標行動を3つ程度選択してもらうことが重要です．1つでも問題習慣が変われば，それが突破口となり，他の習慣も徐々に変わり，悪循環から少しずつ抜け出すことができます．もし△がない場合

～良い生活習慣の確立のために，1日の過ごし方を振り返ってみましょう～

（　　）のなかに，すでにできている項目には○，頑張ればできそうな項目には△，できそうにない項目には×をつけて下さい．

1　（　　）毎朝（平日，休日ともに），ほぼ決まった時間に起床する
2　（　　）毎日，規則正しく食事をとる（特に，朝食はきちんと食べる）
3　（　　）朝起きたら，太陽の光をしっかりと浴びる
4　（　　）日中はできるだけ人と接触し，活動的に過ごす
5　（　　）授業の合間の休憩時間に，15分以内の仮眠か休息（心と体を休ませる時間）をとる
6　（　　）帰宅後（15時以降）は仮眠をとらない
7　（　　）夜（就床3時間前までに）に30分程度の運動をする
8　（　　）就寝2時間前までには夕食をすます
9　（　　）夕食後以降，コーヒーやお茶などカフェインの摂取を避ける
10　（　　）夜9時以降，コンビニやカラオケボックスなど明るいところへ外出しない
11　（　　）ぬるめのお風呂にゆっくりつかる
12　（　　）長時間のテレビ視聴や，パソコンの使用は避ける
13　（　　）寝床でテレビを見たり，仕事や読書をしない
14　（　　）寝床につく1時間前からは，タバコを吸わない
15　（　　）寝床に入る1時間前には部屋の明かりを少し落とす
16　（　　）眠くなってから寝床に入る
17　（　　）寝室は静かで適温にする
18　（　　）就寝前は，脳と体がリラックス（音楽鑑賞，読書，ストレッチなど）
　　　　　できるように心がける
19　（　　）眠る目的での飲酒は避ける
20　（　　）寝床で悩みごとをしない
21　（　　）寝る時は，携帯電話を枕元から離れたところに置く
22　（　　）午前0時までに就寝する
23　（　　）睡眠時間が不規則にならないようにする
24　（　　）一人で悩みごとを抱え込まず，誰かに相談する
25　（　　）趣味の時間をつくり，気分転換をはかる
26　（　　）今までに経験したことのないスポーツを始めるなど，新しいことに挑戦する
27　（　　）目標を立てる時は，できそうなことから始める
28　（　　）「何事も完璧にしなければならない」と考えず，「8割方できたら上出来だ」と
　　　　　考えるようにする

自分で改善しようと思う目標を，△のなかから3つ選んでください．

目標1＿＿＿＿＿　　目標2＿＿＿＿＿　　目標3＿＿＿＿＿

図1．社会人・教職員版

は，×のなかからではなく，○のなかから，もっと頑張ってみようと思うもの，実行できるものを選んでもらいます．長期的視野にたって根気強く，達成を賞賛したり，目標設定の助言を行いながら指導していくことが大切です．

　図1は社会人・教職員版ですが，小学生版，中学生版，高校生・大学生版，熟年版，周産期版，交代勤務者版などがあり，対象の睡眠関連問題に対応したメニュー項目で構成されており，英語版[1]についても紹介されています．事前に○×クイズなどを活用して，睡眠の重要性や改善に必要な知識を伝えることが大切です．

　睡眠の重要性については対象が認知しやすい問題（朝食欠食，集中力，自尊心，メディアコントロール，ストレス対処，うつ・認知症予防）との関連をわかりやすく理解してもらうことが，動機づけを高

めるポイントとなります．各世代に共通して，セルフマネジメント力の向上も目指しています．生活リズム健康法（睡眠知識教育と自己調整を組み合わせ，認知と行動の変容を促す方法）には，リスト項目のなかから，実行可能な目標行動を 1～3 つ選択し，2 週間～1 か月目標行動を実践する方法と，さらに睡眠日誌の記載を求める方法があります．妊婦[2]や小学生[3]～[5]，中学生[6][7]，高校生[1][8]，保護者[9]，教員[10]，社会人[11][12]，看護師[13]，熟年[14]～[16]などを対象とした研究で効果が認められています．生活リズム健康法は地域の睡眠相談においても活用されています．その際，愁訴と対応させて，実行可能そうな目標行動を選ぶことが重要です．自分で選択することでモチベーションも上がります．

　前述のように，睡眠の質や日中の質の改善には，睡眠に関する正しい知識と望ましい習慣行動の獲得・維持，さらにそれを支える動機づけや達成感がとても重要です．よかれと思い，まったく逆効果の習慣を身につけている可能性もあります．まずは，正しい知識や習慣を知り，あまり無理をせず，できそうなことからはじめ，習慣行動を少し変えるだけで，これまでの悪循環を断ち切るきっかけになります．

生活リズム健康法の活用[17]

　不眠に悩みを持つとき，「昨夜は何時間しか寝られなかった」「眠りが浅くてすっきりしない」のように，睡眠そのものに意識が向きがちです．しかし，前述したように，睡眠はあるメカニズムに基づいてあらわれる現象です．睡眠に何らかの問題を抱えている人は，このメカニズムがうまく働かなくなっているわけです．つまり，睡眠のメカニズムが起こりやすい状態を作ることで，質の良い眠りを得ることは可能になってきます．

　生活リズム健康法の項目は，睡眠改善のために有効な生活習慣で，生活スタイルを見直すための 4 つの重要なポイントに基づいています．

　そのポイントとは，次の通りです．

①「サーカディアン（概日）リズム」を規則正しく保つ

②日中や就床前の過ごし方を見直す

③睡眠の環境を整える

④就床前のリラックスと睡眠への脳の準備

　ここで大切なのは，28 項目について，「全部をやらなくて良い」「毎日必ず行う必要はない」ということです．前述の「本人が実行可能な目標行動」3 つを「週に 3 日程度」を目安に続けてみてください．この，自分で決めた 3 つの習慣を続けることで，ライフスタイルが改善されていき，その結果，快眠へのメカニズムがうまく働くようになっていきます．

　図 1 の項目をご覧になられて，「これだったらできそうだな」というものがきっといくつかあると思います．さて，もう少し詳しく説明しましょう．快眠のための 1 日の過ごし方について，朝，昼（日中），夜に分けてみていきます．

1．朝起きてからの過ごし方─サーカディアンリズムの規則性の確保─

　朝起きたら，太陽の光を浴びることを心がけましょう．約 1 日を単位とした生体リズムは，規則正

しい日常生活では昼間の活動と夜間の休息という約24時間(1日)の昼夜生活リズムに秩序正しくセットされており，私たちは心身ともに健康な生活を送ることができます．この生体リズムは，サーカディアン(概日)リズムと呼ばれ，深部体温や血圧，脈拍といった自律神経系やメラトニン，コルチゾール，成長ホルモン，免疫系，代謝系などにみられます．しかし，この周期は正確な24時間でなく，それより少し長い約25時間(正確には24.18時間)であり，私たちは太陽の光などで，毎日，1日24時間という外界の昼夜リズムにあわせて，修正して生活しているのです．日の出によって太陽の光を目でキャッチすると，その光信号は脳の視床下部にある視交叉上核という場所にいきます．この視交叉上核のなかには，体内時計があって，光によって1日の明暗サイクル約24時間周期に修正されます．朝の太陽の光は，約25時間時計で働いている私たちの体内時計を1日のリズムに調整し，同時に様々なサーカディアンリズムの同調を強化します．サーカディアンリズムを24時間の環境周期に同調させる因子を同調因子と呼び，人では2,500ルクス以上の光や食事，社会的接触や運動などが知られています．しかし，不規則な生活状況や昼夜逆転の生活が続くと，様々な生体機能のリズムは秩序を保てなくなります(内的脱同調)．体温，ホルモン，免疫系，代謝系などの様々なリズムが同調しにくくなりますので，心身状態も不調になり，一種の時差ぼけ状態を引き起こします．また，太陽の光に，規則正しく朝食をとり，しっかり噛んで食べることや散歩や軽い運動をすることも大切です．規則的な食事習慣は，臓器の代謝リズムの同調に有効であること[18]や，習慣的な運動がサーカディアンリズムの同調因子としても働きを持つことが指摘されています．体のサーカディアンリズムを整える他に，脳を目覚めさせ睡眠から覚醒への切り替えを円滑に進める効果もあります．また，感情のコントロール機能と関連するセレトニン分泌を増やすためにも，しっかり噛んで食べることや歩行などのリズミックな運動の習慣は大切です．

　しかし，高齢者の場合，早朝から過度な運動をすることは注意が必要です．虚血性心疾患などの循環器系の疾患の発生が睡眠後半から起床3時間後までに集中することや，過度の運動は血圧などの変動に悪影響があることが報告されています．朝の運動は，散歩や軽い運動にとどめることが事故を防ぐためにも重要です．朝のポイントは，太陽の光で視交叉上核の生体時計を，食事で胃にある生体時計(腹時計)をリセットすることです．部屋の窓際1m以内であれば，外でなくとも光の効果は得られます．

2．日中，夕方の過ごし方—日中や就床前の良好な覚醒状態の確保—

　日中は，活動のメリハリがポイントです．昼食後は，短いお昼寝をしましょう．午後からのパフォーマンスを高めるのに有効です．また，30分以下の昼寝は認知症の発病の危険性を6分の1以下に軽減させることが指摘[19]されています．昼寝で脳の疲労が軽減することや，睡眠が改善することによって免疫機能が上昇する可能性なども考えられています．午後1〜3時の間で55歳未満は15分程度，55歳以上は30分程度の昼寝をとるのがポイントです．年齢による昼寝の長さの違いは，夜の睡眠に影響する深い睡眠(睡眠段階3，4)が出現しない長さです．

　どうしても長く寝てしまいそうな不安があるときは，机に伏せて眠るか，ソファやリクライニングチェアーに横たわって眠ることをお勧めします．完全に横になって昼寝をとると，睡眠慣性が働いて目覚めにくく，仮眠後に睡眠から覚醒への切り替えが困難になることがあります．頭の位置が固定できる安楽椅子などで，背もたれの角度を60°以上にしてとると，仮眠後すぐに活動体制に移れます．

昼寝をするときは，頭の位置を固定することも大切です．眠ると首の筋肉の緊張が低下しますので，頭が動かないよう保持できる安楽椅子で眠らないと，首や肩がこってしまいます．また，足はのばしたほうが楽に眠れ，むくみも解消します[20]．

　また，昼寝をとる前に，目覚ましをセットする方法もありますが，昼寝の達人になると，目覚まし時計がなくても，30分くらいで自然に目を覚ますことができる人がいます．この自己覚醒法を習得すると，目覚まし時計で起きる強制覚醒法に比べ，寝起きの気分が良いとの報告がされています．また，昼寝前にお茶やカフェインの入った飲料を飲むのも有効です．カフェインは，飲んで30分後くらいから効き始め，昼寝が終わる頃にちょうど効いてくるので，昼寝後の睡眠から覚醒への切り替えがスムースに進み，すっきり目覚められます．

　一方，今まで昼寝習慣がなく，お昼寝をしようとしてもなかなか寝つけず，どうしても無理だとお思いの方は，眠れなくて良いので，まず目を閉じて休息することをお勧めします．目を閉じているだけでも，普段，目から入ってくる外界の情報が減りますので，情報処理に対する脳への負担は減ります．眠れなくても，それだけで脳を少し休息させていることになります．また，これを1週間くらい続けていると，自然とお昼寝ができるようになる方も結構おられます．まずは，午後1時〜3時の間で30分程度目を閉じてリラックスしてみることから始めて，徐々に昼寝習慣を獲得していくのも一策です．

　昼寝で脳と体の疲労を回復したら，午後の活動性も上がります．また，夕方5時くらいには，軽い運動か散歩を30分程度する習慣をつけましょう．昼寝と夕方の軽運動で，不眠の大きな原因となる夕方以降の居眠りを減らしましょう[21]．

　また，認知症高齢者における夜間徘徊，薄明期のせん妄なども生体リズム異常が起因と考えられていますが，直接的には睡眠期への覚醒の混入あるいは，覚醒期への睡眠の混入がその原因です．施設在住の認知症高齢者に音楽療法を午後3時〜4時までの1時間，週3回，3週間行った筆者らの研究によれば，3週間後には，昼夜問わず混入していた睡眠が夜間に集中し，睡眠の質的改善と夜間の問題行動の減少が認められました．つまり，日中の覚醒維持技術により睡眠が改善できることを示しています．施設高齢者においては，窓際1m以内の光が入りやすい環境で，午前中はなるべく座位で過ごすこと，明るい環境で食事をとること，30分程度の短い昼寝をすること，夕方以降から就床前にかけての居眠り防止を心がけ，日中の覚醒の質を高める工夫・支援により，夜間の問題行動の軽減が可能になります．

　高齢者は趣味を楽しんだり，友達や家族と話したり，地域活動や老人会のクラブなどに参加するなどの社会的接触や活動性を保つことが重要です．家事をして生活の張りをつくるのも大切です．役割や生きがいを持っている高齢者ほど，元気でいきいきしているとの報告もあります．些細なことでも良いので，なにか役割をみつけてチャレンジしてみるのも良いことです．

3．夕食後から就床前の過ごし方─就床前のリラックスと睡眠への脳の準備─

　毎日，ほぼ決まった時間にきちんと夕食をとり，夕食以降の居眠りや仮眠は避けることが重要です．夜間のトイレ回数が多い高齢者は，夕食以降のコーヒー，紅茶，お茶などのカフェイン摂取は避けることをお勧めします．カフェインには利尿作用があり，夜間のトイレを増やす要因となります．特に，就床間近のお茶や多量のお酒，喫煙は避けるべきです．ニコチンやカフェインは，寝つきを悪くしますし，アルコールは，一見寝つきを良くするように思われますが，実は睡眠の質を悪化させます．ニ

コチン，カフェイン，アルコールともに利尿作用があります．タバコは喫煙直後のリラックス作用を経て，それに続く覚醒作用，カフェイン含有飲料は，摂取後約30分から血中に吸収されて覚醒作用が働きます．これらの覚醒作用は数時間にわたって持続しますが，個人差も大きく，高齢者などでは，作用時間はより長くなります．

　また，就床間近に入浴される高齢者は，熱いお風呂は避けましょう．熱いお風呂は体温を過剰に上昇させ，長時間，交感神経系を興奮させます．入眠のためには，体温が下がっていくことが大切です．また，脳が過剰興奮することも避けるべきです．ストレスなどによって眠れない状態が続くと，眠れないことへの不安，焦りから無理に眠ろうとして，さらに眠れなくなることがあります（精神生理性不眠）．眠るためには，脳や身体がリラックスしていることが大切で，脳や身体が興奮していれば寝つきは悪くなります．脳と身体をリフレッシュさせるためには，38〜40℃のぬるめのお湯での入浴が望ましいです．鎮静効果のある心地良い香り入りの入浴剤の使用も効果的です．42℃を超えるような熱い風呂への入浴は，交感神経活動を高めて覚醒水準を上げるため，就寝直前は避けて夕食前などにしたほうが望ましいです．また，入浴による発汗や，睡眠中の発汗による水分喪失を補うため，入浴前，就寝前および起床後にはコップ1杯程度のカフェインを含まない水分をとることが大切です．冬など浴室内と風呂との温度差が激しい場合には，前もって浴室内を暖かくしておくなどの対処をして事故を防ぎましょう．

　入浴後に過ごす部屋は白熱灯にすることも有効です．就床前は，音楽や香りなどでリラックスし，眠るための心身の準備をしましょう．激しい運動は禁物です．また，床に入って眠れないときは無理に眠ろうとしないことです．焦って緊張を高めないよう，リラックスすることが大切です．また，普段の就床時刻の2，3時間前は，最も眠りにくい時間帯（生体リズムが関係した睡眠禁止ゾーン）であることを留意しておいてください．翌日，早起きしたくて，普段より早く寝床についたにも関わらず，かえって眠れないことがあるのはこのためです．そのときにあわてても間に合いません．翌日に早起きしたくて，前日早く眠るためには，前日の朝に早く起きることです．

 ## 生活リズムを乱さないための重要な習慣

1. 休日も起床時刻が平日と2時間以上ズレないようにする

　体のリズムを崩さないためには，睡眠時間や就床時間が不規則にならないようにすることが大事です．どうしても難しいときは，休日も起床時刻を平日と2時間以内にとどめる工夫が現実的だと思います．

　平日の睡眠不足と疲れがたまっていて，一見難しそうですが，いったん起きて，また仮眠すれば良いのです．コツがあります．寝る前に，カーテンを少し開けて起きましょう．そして，いったん起き上がって，カーテンを全開にして，太陽の光を浴びてください．そして，少量でも良いので，朝ご飯を口に入れましょう．どうしても眠いのであれば，それから仮眠をしてください．体のリズムにとって大事な，様々な生体時計があることが遺伝子研究でわかっています．脳や胃には生体リズムの中心となる親時計が，その他，内臓や皮膚にも様々な体内時計があります．

　大切なのは，脳にある父親時計と胃にある母親時計をあまり狂わさないことです．脳と胃にある親時計のタイミングをしっかり合わせることで，その他の体の時計，いわゆる子どもの時計も狂いにくくなります．そして，睡眠不足は短い仮眠で補いましょう．

また，どうしても朝寝をしたいなら，土曜日にしましょう．日曜日は朝から趣味を楽しんだり，買い物に出かけたりするなど，活動的に過ごしましょう．すると，日曜日の夜は早く寝つくことができるでしょう．

　ここで，少し難しくなりますが，なぜ，休日も起床時刻が平日と2時間以上ずれないようにする必要があるかを説明します．

2．なぜ，平日と休日で起床時刻の乖離が2時間以上は良くないのか

　平日と休日で起床時刻の乖離が2時間以上に及ぶことの問題は，体内時計がリセットされず，サーカディアンリズムの主要マーカーである薄明下メラトニン分泌開始時刻「dim light melatonin onset（以下，DLMO）」が後退し，それが社会生活を営むために必要な時刻から乖離してしまうことにあります．これはDLMOと高い相関を示し，その位相の72%を占める起床時刻[22]の後退に起因して，太陽光に曝露する時間帯が遅れ，体内時計がリセットされないことが関係します[23]．一般的に，体内時計は24.18時間の周期を示すため[24]，この0.18時間を，太陽光を浴びて24時間の周期に同調させる必要があります．一方，体内時計には，太陽光によってその位相が前進する時間帯があり，その時間帯を過ぎると同調できず，体内時計固有の周期が現れるため，結果として前日よりも位相が遅れてしまいます[24]．最低深部体温時刻「core body temperature minimum（以下，CBTmin）」を基準として，そこから時間が経過するにつれて光に対する応答性が低下し，位相が前進しにくくなり，特にCBTminから4〜4.5時間経過する頃がその限界点にあたります[25]．CBTminは習慣的な起床時刻の2，3時間前の時間帯に相当することから[24]，例えば，習慣的に6時18分に起床する者ではCBTminが4時頃，位相前進域の限界点が8時〜8時30分頃となり，それ以降は位相不変域となって24時間の周期に同調しにくくなります[24][25]．

　思春期の生徒を対象とした実験研究によれば，この位相前進域を超えてから光曝露を行ってもサーカディアンリズム位相は前進せず，後退したことが報告されています[26]．また，健常成人を対象に休日2日間の起床時刻を平日よりも3時間遅らせた実験では，日曜日の夜に測定したサーカディアンリズムの位相が金曜日のそれから29.6分後退することも報告されています[27]．

　このように，平日と休日で起床時刻が2時間以上乖離すると，体内時計が同調できず，後退した状態で週明けを迎えることになるのです．我が国の高校生でも平日と休日で起床時刻が2時間以上の乖離と，眠気，心身健康，学業成績の低下との関連が確認されています[28]．

寝つきが悪い別の原因

　割合は少ないのですが，就床と同時にむずむずとほてったような違和感が生じ，寝つけなくなることがあります．この「むずむず脚症候群」あるいは「睡眠時周期性四肢運動障害」の疑いのある人は，男性の1.8%，女性の1.4%にみられ，80歳以上では男性の4.8%，女性の5.9%であったことも報告されています．眠れないために，下肢に異常感覚があると思い込みがちですが，これは鉄欠性貧血や腎機能異常があると起こりやすく，専門医への相談が大切です．

（田中秀樹）

文　献･･

1) Tanaka H, et al：Sleep education with self-help treatment and sleep health promotion for mental and physical well-ness in Japan. Review Article, Sleep Biol Rhythms, 14(1)：89-99, 2016.

2) 渡辺綾子ほか：妊婦に対する妊娠中における睡眠教育による，産後の不眠睡眠満足度，抑うつの変化．こころの健康，31(1)：39-50, 2018.

3) 田村典久ほか：睡眠教育パッケージを用いた睡眠授業が小学生の生活の夜型化，睡眠不足，イライラ感の改善に与える効果．小児保健研究，73：28-37, 2014.

4) 古谷真樹ほか：小学校における単発睡眠教育―聴講形態による比較．学校保健研究，57：18-28, 2015.

5) Tamura N, et al：Effects of sleep education with self-help treatment for elementary schoolchild with nocturnal lifestyle and irritability. Sleep Biol Rhythms, 12：169-179, 2014.

6) 田村典久ほか：中学生に対する睡眠教育プログラムが睡眠習慣，日中の眠気の改善に与える効果―睡眠教育群と待機群の比較．行動療法研究，42：39-50, 2016.

7) Tamura N, et al：Effects of sleep education program with self-help treatment on sleeping patterns and daytime sleepiness in Japanese adolescents：A cluster randomized trial. Chronobiol Int, 33：1073-1085, 2016.

8) 田村典久ほか：睡眠負債のある高校生に対する睡眠促進行動メニューの作成．学校保健研究，60：154-165, 2018.

9) 古谷真樹ほか：小学校における単発睡眠教育―聴講形態による比較．学校保健研究，57：18-28, 2015.

10) 田村典久ほか：小・中学校の養護教員に対する睡眠指導の効果―自己調整法と睡眠教育の比較検討．行動療法研究，40：83-93, 2014.

11) Adachi Y, et al：Brief behavior therapy for sleep-habit improvement in a work place by correspondence. Sleep Bio Rhythms, 1：133-135, 2003.

12) 田中秀樹：メタボを克服する睡眠健康教育．Modern Physician, 37(8)：867-870, 2017.

13) Morimoto H, et al：Self-help therapy for sleep problems in hospital nurses in Japan. Sleep Biol Rhythm, 14：177-185, 2016.

14) 田中秀樹：高齢期の心を活かす―衣・食・住・遊・眠・美と認知症・介護予防―．ゆまに書房，2006.

15) Tamura N, et al：Effects of sleep management with self-help treatment for the Japanese elderly with chronic insomnia：A quasi-experimental study. J Behav Med, 40：659-668, 2017.

16) 首藤祐介ほか：離島在住の高齢者に対する短期睡眠改善プログラムの実践報告．認知行動療法研究，45：125-126, 2019.

17) 田中秀樹：ぐっすり眠れる3つの習慣　ベスト新書．KKベストセラーズ，2008.

18) Stokkan KA, et al：Entrainment of the circadian clock in the liver by feeding. Science, 291：490-493, 2001.

19) Asada T, et al：Associations between retrospectively recalled napping behavior and later development of Alzhei-mer's disease：Association with APOE genotypes. Sleep, 23：629-634, 2000.

20) 白川修一郎：睡眠とメンタルヘルス．ゆまに書房，2006.

21) 田中秀樹ほか：高齢者の睡眠へのアプローチ，野村豊子編：145-189, 高齢者の「生きる場」を求めて―福祉，心理，看護の現場から―．ゆまに書房，2006.

22) Martine SK, et al：Sleep logs of young adults with self-selected sleep times predict the dim light melatonin onset. Chronobiology International, 19：695-707, 2002.

23) Czeisler CA, et al：The human circadian timing system and sleep-wake regulation. Kryger M, et al, ed：402-419, Principles and Practice of Sleep Medicine Saunders Company, 2010.

24) Burgess HJ, et al：A late wake time phase delays the human dim light melatonin rhythm. Neuroscience Letters, 395：191-195, 2006.

25) Crowley SJ, et al：Modifications to weekend recovery sleep delay circadian phase in older adolescents. Chronobi-ology International, 27：1469-1492, 2010.

26) Khalsa SBS, et al：A phase response curve to single bright light pulses in human subjects. J Physiol, 593：945-952, 2003.

27) Taylor A, et al：Sleeping-in on the weekend delays circadian phase and increases sleepiness the following week. Sleep Biol Rhythms, 6：172-179, 2008.

28) 田村典久ほか：平日と休日の起床時刻の乖離と眠気，心身健康，学業成績の低下との関連．心理学研究，90：378-388, 2019.

Ⅲ 睡眠・生活リズムからアプローチする心身健康，能力発揮

1 睡眠マネジメント，生活リズム健康法

2）睡眠環境調整からの睡眠マネジメント

睡眠環境調整の重要性

　快適な睡眠を得るためには睡眠環境を整備することが重要です．温湿度，光，音は睡眠に影響を及ぼす3大環境要因と呼ばれ，睡眠時間や睡眠の質に大きな影響を及ぼします．このうち温湿度が及ぼす影響は最も大きく，特に夏季，高温多湿の熱帯夜では睡眠時間も睡眠の質も著しい妨害を受けます[1]．

　気候馴化により快適に感じる室温が季節で異なります．冬では17〜18℃を快適と感じ，夏では7℃ほど高めの25℃を快適と感じますが，28℃を超えると急に暑いと感じるようになります[2]．快適温度は個人によっても差がありますので，自分が心地良いと感じる温度を知っておくことも大切でしょう．このように，室温の快適温度は季節によって違いますが，寝床内の温度は1年を通じて一定しているようです．快適と感じる寝床の温度は約33±1℃，湿度50±10％の温暖で乾燥した状態です[3]．

夏季の睡眠環境と快眠への改善法[4]〜[7]

1．夏季の全般的留意点

　円滑な入眠とその後の睡眠過程の進行は，末梢皮膚血管の拡張や発汗による放熱の促進と深部体温の低下を伴っていますが，夏の暑熱環境下ではこの放熱過程が妨げられ，睡眠時の深部体温低下がうまくいかなくなります．このため，特に夜間前半の睡眠が障害され，覚醒の増大および深い睡眠（徐波睡眠）とレム睡眠の減少が引き起こされます．これらの傾向は，高温環境に高湿度が加わると，汗の気化熱による熱放散が妨げられて，さらに顕著になります．この対処法としては，空調を使って室内の温度を26℃以下，湿度を50〜60％にすることが望ましいです．この際，冷風が体に直接当たると寝冷えを引き起こしたり，冷風そのものが覚醒刺激になる可能性も考えられるため，寝床と空調の位置関係に気を配る必要があります．また，朝方に外気温が低下するようであれば，タイマーを使用して睡眠の前半のみ空調を使用しても，正常な睡眠構築の維持に相当な効果が期待できます．一方，暑さに耐え切れず夜半から空調を使用した場合には，汗で濡れた着衣・寝具により過剰な冷えがもたらされて，逆に睡眠が障害される可能性があるため注意が必要です．

2. 入浴剤の活用，体温調整の大切さ

　夏場はついついエアコンに当たりすぎて，夜寝るときに体がほてって眠れないという経験をされたことがありませんか．これは昼間にエアコンで体が冷えすぎるために，自律神経のバランスが崩れてしまっているのです．快眠を得るためには，活動モードの交感神経から休息モードの副交感神経がうまく切り替わらなければいけません．しかし，昼間のクーラー冷えはその切り替わりをスムースに行えなくしてしまいます．少し熱めのお風呂に入るなどして，体温を上げるようにすると良いでしょう．体温を上げて冷えすぎた体をリセットすることで，乱れた自律神経もリセットされます．入浴剤の活用も有効です．

3. 冷やし枕

　夏にお勧めなのが，冷やし枕です．冷やし枕は深部体温を急降下させ，寝つきを良くするのに役立ちます．「頭寒足熱」という言葉の通り，頭を冷やすことは快眠へつながります．冷やし枕の温度は「気持ち良い」と感じる程度を目安にしましょう．寒く感じるほど冷たいものは逆効果です．枕にはタオルなどを巻いて温度や高さを調節することも大切です．

4. 扇風機

　エアコンと扇風機を併用すると一層効果的です．部屋の気流を作るために扇風機を利用することは効果的ですが，足元に扇風機を当てることで部屋の気流を作るのに加え，足からの放熱を促すこともできます．扇風機は足元から 50 cm ほど離れたところに置き，首振りをして部屋の気流を作りながら，足元にも風を送るようにしましょう．その際，風が強すぎると寒くなるので，「弱」や「微風」にして，体温が下がりきる 3～4 時間後に切れるようにセットするのが良いでしょう．

5. 寝室に熱がこもらないためのさらなる工夫

　夏場には太陽の熱のため家が外側から暖められて熱がこもりやすくなります．昼間は遮光カーテンを使用し，家の周りに水をまいたりすることも部屋を快適な睡眠環境に保つためには有効です．また，最近は植物を育てることが温度を下げることに有効という結果も出ています．窓の外に植物を置くなども室温上昇をおさえることになるでしょう．エアコンに頼ることも多いかもしれませんが，窓やドアを開けることで，部屋のなかに風の通る道ができ，エアコンなしで快適に過ごせることもあります．昼間から家に熱がこもらないような生活の工夫をしていくことが大切です．夏は早く明るくなるため，朝早くから目覚めてしまうことがあります．この場合には，遮光カーテンを用いて，朝の太陽の光を遮断することで，睡眠時間を確保するのも 1 つの方法です．人間は太陽のリズムにそって体のサイクルが作られますので，日照時間が長い夏は 1 年のなかで最も睡眠時間が短くなる時期でもあります．夜の睡眠不足を補う意味で，午後早い時刻に 15～20 分程度のお昼寝を実行することも有効です．

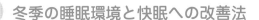

冬季の睡眠環境と快眠への改善法

1. 冬季の全般的留意点

　我が国の場合，特に高齢者は，冬季の睡眠時に室温調節器具を使用するよりも，着衣・寝具を多くし，電気毛布などの寝床内の加温器具を用いて対処する傾向が強いようです．寝室やトイレにいたる経路の気温が低く，特に肌を露出するトイレ内の気温が低いと，急激な寒冷曝露による心血管系事故の発生リスクが増大します．また，電気毛布で過剰な加温を終夜にわたって持続すると，夏の温熱環境と同様な負担が加わることになります．冬季の睡眠環境整備の注意事項としては，

　①室温調節に配慮し，最低でも 15〜16℃以上の室温に調節すること

　②電気毛布など，寝床内の加温器具を用いる場合には就床前の加温にとどめて就床後はスイッチを切ること

　③トイレ内やトイレに至る経路の室温にも配慮し，これらの照明も明るすぎないようにすることが必要です．

2. 冬季の寝室の工夫，あらかじめ寝室は暖めて

　リビングなどは暖房で暖めた状態で過ごされることが多いかと思いますが，寝室はどうでしょうか．寝るときにエアコンをつけたり，ストーブを使用したりする方は意外に少ないのではないでしょうか．良い睡眠を得るには，寝室の温度は最低でも 15〜16℃に保つことがベストです．冬場の室温はそれ以下に下がることも多いですので，寝室も就寝するまでに少し暖めておくと良いかと思います．

3. 寝入りばなに身体を暖めるグッズの利用

　寝床では電気毛布や電気アンカなどを用いる方もおられることでしょう．電気毛布などは体が全体的に温まって気持ち良く眠れると思われがちですが，心地良い眠りには深部体温の低下が不可欠なのです．寝ている間ずっと温かいままでは，寝入るときに体温が低下し，目覚めるときに体温が徐々に上昇してくるという睡眠の仕組みを妨げることにもなりますので，暖房グッズは使用の仕方を工夫しましょう．体が冷え切った状態ではストレスになりますので，布団に入ったときには手足が温まるように，電気アンカなどを用いることも良いかと思いますが，その際にはタイマー付きのものを選びましょう．就寝して寝入るまでの一時間ほどで切れるようにセットするのが良いでしょう．

4. 湯たんぽはお勧め

　目覚めたときに寒くて布団からなかなか出られないようでしたら，再び電気アンカなどのスイッチを入れて，少し温まってから布団から出るようにしましょう．温度が徐々に下がっていくものがベストですから，その点でいえば「湯たんぽ」は理にかなっています．寝入るときは温かいですが，湯が冷めると徐々に温度が下がってきます．最近は温暖化や暖房費節約のために，再び湯たんぽが見直されて，店頭にもよく並んでいるのを目にします．睡眠のメカニズムからいっても，この湯たんぽを使用することはお勧めです．

5. 電気毛布は△，コタツで寝込むことは控えましょう．

　電気毛布は体全体を温めて気持ち良さを感じることはできますが，ずっとつけっぱなしは，体温低下を妨げます．コタツは脚が邪魔になり，スムースな寝返りを妨げてしまいます．また，手袋，靴下などを身に着けて，手足を温めながら寝る方もおられるかと思います．睡眠時は体温を下げるために手足から熱が放散されますので，それを妨げない程度の締め付けのないものを選びましょう．寝ている間に自然に脱げてしまうくらいゆるいものが良いでしょう．

6. 足浴のススメ

　睡眠がスムースにいかない人には，自律神経が乱れている方が多くみられます．自律神経が乱れると，手足の末梢血管が収縮して熱を放散するという機能がうまく働かなくなります．乱れてしまった自律神経のメリハリを取り戻すのに有効なのが「足浴」です．温かいお湯に足をつけ，その後冷たい水に足をつけ，という流れを4〜5回繰り返します．お風呂にお湯をためるときにバスタブのお湯とシャワーの水をうまく利用しながら行うと，時間節約にもなります．その際，大切なポイントは，最後は冷たい水で終わるということです．

　水で終わった場合は，足の末梢血管が収縮した状態で終わることになりますので，血管が拡張するという動きを促すことになり，自然な自律神経の動きを助けることにつながります．

　この「足浴」は1年を通じて有効です．夏場のクーラー冷えで自律神経が乱れたときなどにも実行してみてください．お風呂での転倒の不安があるときは，リビングに洗面器を2つ用意して実施することをお勧めします．

 光環境

　寝室はもとより，寝室に行く前に過ごす部屋の光環境は特に重要です．明るい光はメラトニン分泌を抑制し睡眠の質を悪化させます．サーカディアンリズムに関連しているメラトニンは，睡眠前から血中レベルが上昇し，夜間にその分泌が最高となります．理想的には，寝床につく1〜2時間前にはメラトニン分泌への影響が少ない150ルクス以下に照明を落とすことが望ましいです．現実的には，習慣的な就床時刻の1時間前あたりからは，やや暗く暖色系の照明機器（150〜200ルクス程度）を用いるのも効果的です．

　詳細には，松果体から分泌されるメラトニンには，サーカディアンリズムを調整する作用があります．メラトニンは日中に抑制され，夜間に増加します．しかし，夜間でも200ルクス程度の照明でメラトニン分泌は抑制されます[8]．特に光の中でも，メラトニン抑制に関与するのは440〜490 nmの波長のブルーライトです．内因性光感受性網膜神経節細胞（intrinsically phototensitive retinal ganglion cell：ipRGCs）に存在するメラノプシンは460〜470 nmの波長をピークとするブルーライトに敏感で，その情報がサーカディアンリズムの中枢である視交叉上核へと送られ，視交叉上核が松果体のメラトニンを抑制します[8]．短波長波であるブルーライトの睡眠や生体リズムへの影響としては，長波長光（暖色系）に比べ，メラトニン抑制の程度や位相後退が大きいことが報告されています[9][10]．つまり，光の強さ（照度）だけでなく，光の色（波長）も重要で，波長の長い（赤に近い）色の光に比べて，波長の

短い光，いわゆるブルーライトがより大きな睡眠相の変異やメラトニン抑制や覚醒効果があるということです．室内照明として，短波長の成分を含む昼光色の（白い光の）蛍光灯や LED 照明を使用するか，長波長の成分を含む電球色の蛍光灯や LED 照明を使用するかで，睡眠やリズムに与える影響が違ってきます[11]．夜間にブルーライト（短波長）を浴びるとメラトニン分泌が抑制されるため，夜型が促進され，入眠や睡眠の安定性が阻害されます．このブルーライトは，パソコン，スマホ，ゲームの光に含まれていますので，就床の 1 時間くらい前には使用を控えるか，ブルーライトカットメガネやフィルムを活用することがお勧めです．

　特に，子どもは大人に比べて，水晶体の透明度も高く，瞳孔経も大きいため光に対する感受性が高く，メラトニンの抑制効果が強い[12]ので，細やかな配慮が必要です．就寝 1 時間前は明るい場所への外出，ブルーライトを発するスマートフォンや PC の利用を控え，リビング照明を半分にしたり，間接照明に切り替えたりするなどの工夫が必要です．子どもたちに，スマホ，ゲームなど好きなこととしてはダメというよりも，なぜ良くないかの理由を伝えること，眠りに必要なメラトニンがしっかり出るためには，夜間にブルーライトを浴びないようしよう！だから，就床の 1 時間くらい前には，スマホ，ゲームなどの使用を控えようと説得したほうが効果的です．

　また，約 500 ルクスの夜間光を浴びているなかでも，ブルーライトを低減する赤色バイザーやブルーライト低減ゴーグルを使用することで，メラトニン抑制を起こさず，覚醒度やパフォーマンスが維持されることも報告されています[13][14]．このことは，夜間の治療，ケアなどにも活用が期待できます．

　就寝中は，真っ暗だと不安の高じる可能性，およびトイレ覚醒時などの安全確保に配慮して，室内灯の豆球 1 つ程度の明るさに調整することも大切です．睡眠中も適度な照明（50 ルクス）を確保することが望ましいです．なお，高齢者では，夜間のトイレやトイレに至る廊下の照明にも配慮し，間接照明や足元の照明など，明るすぎないものを用いるようにすることも大事です．真っ暗な部屋よりほの暗い程度のほうが不安も少なく，夜間トイレ時のつまずき，転倒，骨折事故などの予防にもなります．トイレへの通路も床のほうが良く見えるように 50 ルクス程度の明かりを確保することが大切です．起床時には，すっきりした目覚めを促進するため，カーテンを開けるなど，積極的に外光を室内にとり入れて明るい光を浴びるようにすることが一策です．快適に覚醒するためには寝室照度を上昇させる必要があります．

　また，就床前には望ましくないブルーライトも，朝や日中には効果的です．ブルーライトが日中の覚醒，気分，視覚的快適性を改善すること[15]，オフィスでの気分，集中力，生産性を向上すること[16]が指摘されています．

　以上のことを考え合わせると，夜のパソコン，スマホ，ゲームなどの使用を 1 時間あるいは 30 分早めに切り上げ，朝起きてからするようにブルーライトを浴びるタイミングを入れ替えるように指導するのも 1 つの策です．朝起きるモチベーションや起床後の覚醒度もあがり，朝食への食欲も向上することが期待できます．

騒音，振動―静かな環境作りを―

　良い眠りのためには静かな環境作りが大切です．どんな場所でも寝られるという方もおられるかと

思いますが，騒音の多い場所での睡眠は眠りが浅くなります．睡眠中は，寝室の壁のスイッチを切り替える程度の音でも睡眠を浅くします．40～50 デシベル (dB) 以上の音は眠りを妨げるといわれています．ですから，テレビをつけっぱなし，音楽を流しっぱなしでの就寝は，眠りにはあまり良くないでしょう．静かすぎて寝られないという方は，音のないことで不安感を高めてしまい，それがストレスになって眠れませんから，テレビをつけたり，好きな音楽を流したりしながら就寝することも良いかと思います．その場合には，タイマーで寝入る頃には切れるようにセットしておきましょう．

また，雨の音などのように連続した音よりも，ドアをバタンと開け閉めする音や，トイレの水を流す音などの突発的な音のほうが眠りには影響しやすいようです．特に，眠りが浅い人は，ちょっとした音や振動でも，寝つけなかったり，途中で目を覚ましたりということがあります．家族でお住まいの場合は，トイレと寝室が近すぎると，夜間，家族の人のトイレで目を覚ましてしまうこともあるでしょう．トイレと寝室の場所に配慮することも必要です．

車のエンジン音，廊下を歩く音，冷蔵庫などのモーター音など，夜間でも日常生活のなかには様々な音が存在します．音をすべてなくすことは不可能です．なるべく寝室に音が届かないように工夫しましょう．窓に厚手のカーテンをかけたりすることで，外の音は多少軽減できます．なるべく足音が響かないようにスリッパで歩くことも，睡眠に問題を抱えている家族がいる場合には必要です．また，あまりにも騒音の程度がひどい場合には，防音のサッシやドア，石膏ボードやグラスウールなどの防音素材を壁に使用することも必要になってくるかもしれません．予算に応じて考えてみましょう．

 ## 寝具の留意点

ホテルに泊まったときに，朝起きたら腰が痛くなっていたというような経験をされたことはありませんか．筆者も柔らかすぎるマットレスに寝て，腰が痛くなった経験があります．横になったときにはその効用がわかりませんが，睡眠は長時間続くものですので，目覚めたとき体調にはっきりと現れます．体にあった寝具を選ぶことは心地良い睡眠を得て，気持ち良い 1 日を始めるためには大変重要です．慎重に選びたいものです．

1．枕選びのポイント

枕があっていなくて，良く眠れなかったと感じたり，翌朝起きたら肩が痛かったり，という経験をされた方は多いのではないでしょうか．人が立ったときの自然な姿勢は，背骨が緩やかな S 字状になり，顔は 5°下向きで頸椎（頭を支える 7 つの骨）のカーブに沿った形です．このリラックスして立った状態を，寝た姿勢で作り出すことで，質の良い眠りを誘うことができます．そのために，布団と首から頭にかけての S 字の隙間を埋める働きをするのが枕です．この S 字カーブは体型によって人それぞれ異なります．S 字の深い人であれば高めの枕が良いでしょうし，S 字が浅い人であれば，低めの枕がしっくりくるでしょう．自分の体型に合ったものを選びましょう．朝起きたとき肩が凝っている，寝ている間に自然に枕をはずしているなどの様子がみられたときは，枕があっていない可能性があります．いびきをかく症状も，枕の高さがあわず，睡眠中に気道がふさがっている可能性があります．

枕選びは，不眠を解消するためにすぐにでも実行できることです．そして，枕は直接的に睡眠を左

右する重要なものです．今は枕の素材も絹わた，羽根，そばがら，ヒノキチップ，パイプなど様々ですので，枕の高さはもちろんのこと，感触を確かめて，自分の好みにあったものを選びましょう．素材によって通気性や保温性のような特性も異なります．最近は個人にあった枕をコンサルティングしてくれるお店もありますので，相談してから購入するのも良いでしょう．

枕選びのポイントとしては，次のことが挙げられます．

頭3個分の長さはあるもの．睡眠中は20〜30回寝返りを打っていますので，それに対応できる長さが必要です．そして，頭がしっかり固定できるように中央が低く，寝返りで横向きになったときにも楽なように両サイドが高く，首筋を支える部分はやや高めになったものが理想です．枕は長時間，継続して使用するものですから，寝ている間に中身がかたよって形が崩れてしまうようなものは避けましょう．

また，枕のあて方によっても睡眠の質は左右されます．枕に頭だけ乗せたのでは，肩が凝ってしまいます．枕は肩口がつく位から首，頭がしっかり支えられるようにあてましょう．布団と肩・首の間に隙間がないように使用することで安定します（図1）．

2．マットレスの選び方

私たちは通常，一晩に20回前後の寝返りを繰り返しています．ですから，ベッドは寝返りができる幅があること，そして，ある程度反発力のある硬さが必要です．柔らかすぎて腰が沈むものは避けるべきです．寝返りがしやすいマットレスを選ぶことも大切です．

マットレスは，手で押したとき，3cm程度沈むくらいの硬さを目安にしてください．広さは，両手を広げた長さが必要です．少なくとも，肩幅の2.5倍以上がほしいものです．

寝ている間にコップ1杯程度の汗をかきますので，布団は軽くて保温性や吸湿性の良いものが理想です．オーガニックコットンは天然素材で，吸湿性にも優れています．手足が冷えて眠れない場合に

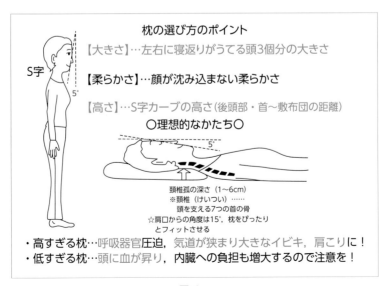

図1.

は，布団乾燥機が便利です．乾燥機で布団を暖めてから，床に入ると良いでしょう．

3．アレルギーの人の留意点

　最近はアレルギーでお困りの方も多いかと思います．睡眠中の布団内はある程度の暖かさを保った状態が長時間続きますので，ダニなどが繁殖しやすくなります．昼間に約2時間布団を天日干しするとダニは死滅します．もしくは布団乾燥機で加温（50℃で約1時間）すると同じ効果があります．その後，掃除機でダニの死骸などをしっかり吸いとりましょう．

　また，アレルギー症状のある方は，寝室に空気洗浄機を置くことをお勧めします．アレルギー性鼻炎患者は睡眠の質が低下することが報告されています．就寝する時間を中心に空気中のアレルゲン（アレルギーの原因となるもの）を取り除いておくことで，鼻炎などの症状が軽減され，寝つきが良くなります．部屋の掃除や寝具の掃除機がけをまめに行い，アレルゲンを取り除くことが必要です．外から帰ったときには，衣類などに付着した花粉などが屋内に入らないよう十分に配慮する必要があります．

 睡眠と香り，音楽，嗜好品

1．睡眠と香り

　最近，女性を中心にアロマオイルの効用が注目されています．香りを用いて眠りの改善をはかろうとしている人も増えているようです．香りやアロマテラピーはそれ自体が睡眠をもたらすのではなく，精神をリラックス状態へ導く効果があるため，その結果，寝つきが良くなるのです．良い寝つきには，脳と身体がリラックスしていることが必要です．アロマオイルにはリラックス効果（鎮静系）のあるものとリフレッシュ効果（興奮系）のあるものがあります．眠りに導きたいときにはリラックス効果のあるラベンダーやカモミールなどが有効です．

　しかし，香りに対する好みも人それぞれです．好みでない香りをかいでいたのではリラックス効果は得られないでしょうから，ラベンダーの香りが好きでないのに無理やりラベンダーの香りをかいでも，効果はないでしょう．好みにあわせて使用するようにしましょう．

　ジャスミンやペパーミントなどには，リフレッシュ効果があります．朝の寝起きに問題がある方は，朝目覚めたときに使用すると良いでしょう．これらは，睡眠や覚醒に強い効果を発揮するものではありませんが，補助的に使用することで役立ちます．

　最近の研究で「セドロール」というスギやヒノキに含まれる成分が，寝つきや熟眠に良い効果があると注目されています．セドロールには活動モードに働く交感神経を抑制する作用があります．セドロールの香りは微弱ですので，好き嫌いの好みに作用されにくく，その点でもセドロールは期待されています．

　アロマテラピーを楽しむ最も手軽な方法として，ハンカチやティッシュにアロマオイルを2〜3滴しみこませて，枕元に置く方法があります．アロマポットを用いると，室内のアクセントになって目でも楽しむことができます．ハーブティーにするのも良いでしょう．香りを楽しみながらのんびりお茶をすると1日の疲れがとれ，それだけでもリラックス効果が高まります．

快眠のために入浴が効果的と述べましたが，入浴にアロマテラピーを用いると，さらに効果が増します．お湯にオイルを3〜4滴加えるだけで，アロマの良い香りが広がって，バスタイムを楽しむことができます．

その他にも，アロマソルトを作って楽しむ方法もあります．塩に3〜4滴のアロマオイルを混ぜたあと，体にもみ込みます．アロマ入りの塩がついたままの体で湯船につかります．塩で痩身効果があるうえに，アロマのリラックス効果も得ることができます．

2．睡眠と音楽

ストレス社会といわれている昨今，様々なヒーリングミュージックが店頭に並んでいます．好きな音楽を聴いていると心地良い気持ちに満たされるという経験をされたことがみなさんもあるのではないでしょうか．音楽には実際，イライラを沈めたり，眠気を払ったりというリラックス効果があります．しかし，どんな音楽が眠りに誘うかというとはっきりとした答えがあるわけではなく，自分が一番好きな音楽で気持ちがリラックスできるものがベストです．一般的には波の音や川のせせらぎなどの自然音，クラシックでモーツァルトのような曲調の穏やかなものに，リラックス効果があるといわれています．寝る前の脳と身体の準備のために，落ち着く音楽を聴きながら就寝ということも1つの方法です．

しかし，一方で睡眠中は，音楽が耳に入ることで，眠りを浅くする作用もあります．リラックス効果のある音楽を上手に利用するためには，市販のタイマーなどをうまく利用して，寝つく頃には音楽が止まるようにしたほうが良いでしょう．睡眠中は静かな環境を作ることを心がけましょう．一方，目覚めを良くするために，元気になる好みの音楽を利用するのも効果的です．

3．睡眠と嗜好品

酒，タバコ，およびカフェインを含む飲み物(コーヒー，お茶など)などは，いずれも寝る直前に摂取すると睡眠を妨げる方向に作用します．眠れない夜にはお酒を飲んだほうが眠りにつきやすいと考えられがちですが，飲酒は一時的に寝つきを良くしますが，もともと覚醒作用もあるため，後半の睡眠を浅くしてしまいます．お酒の種類や飲んだ量にもよりますが，晩酌は寝る2時間前には終えたほうが良いでしょう．

また，眠るためにお酒を飲むという寝酒の習慣がつくと，アルコールへの耐性が上がるために飲酒の量が増え，そのため慢性の睡眠障害になってしまいます．寝るためにお酒を用いるのはやめましょう．質の良い眠りを得られなければ，寝ても爽快感は得られないでしょう．

タバコは，吸った直後はリラックス効果がありますが，その後，一転して覚醒作用が数時間続きます．寝る直前まで飲酒しながらの喫煙をすると，いったん寝ついても夜間に目が覚めたり，翌朝頭が重く，寝たような気分がしないなど，最悪の睡眠状態になります．

カフェインに覚醒作用があることはよく知られています．コーヒー，紅茶，緑茶，ほうじ茶，烏龍茶などのお茶類の他にもチョコレートやココア，市販の栄養ドリンクなどにも含まれています．これらをコップ1杯程度飲むと，覚醒作用が3〜4時間，高齢者ではさらに長い5〜7時間と大変長い時間持続します．夕方以後はなるべく飲まないようにするのが良いでしょう．お茶でも麦茶，そば茶，

白湯などはカフェインを含んでいませんので，カフェインを含んでいないものを選んで飲むようにしましょう．

（田中秀樹）

文　献‥‥‥

 1) 水野一枝：睡眠と環境．白川修一郎編：135-156，睡眠とメンタルヘルス．ゆまに書房，2006.
 2) 宮沢モリエほか：快適な寝室の設計．小原二郎ほか監：119-159，眠りと寝室の科学．松下電工ライフスケッチ研究室，1988.
 3) 梁瀬度子：温熱環境．鳥居鎮夫編：152-157，睡眠環境学．朝倉書店，1999.
 4) 田中秀樹：ぐっすり眠れる3つの習慣　ベスト新書．KKベストセラーズ，2008.
 5) 田中秀樹：意外と知られていないこと．看護研究，40：77-88，2007.
 6) 日本睡眠改善協議会：睡眠改善学．ゆまに書房，2008.
 7) 堀　忠雄：睡眠心理学．北大路書房，2008.
 8) 林　光緒：第2章　睡眠中の生理的変化．日本睡眠改善協議会編：17-29，基礎講座　睡眠改善学　第2版．ゆまに書房，2019.
 9) Cajochen C, et al：High sensitivity of the human melatonin, alertness, thormoregulation and heart rate to short wavelenghth light. J Clin Endocrinool Metab, 90：1311-1316, 2005.
10) Lockley SW, et al：High sensitivity of the human circadian melatonin rhythm to resetting by short wavelenghth light. J Clin Endocrinool Metab, 88：4502-4505, 2003.
11) 福田一彦：第3章　睡眠と生体リズム．日本睡眠改善協議会編：基礎講座　睡眠改善学　第2版．p44-60，ゆまに書房，2019.
12) Higuchi S, et al：Influence of light at night on melatonin suppression in children. J Clin Endocrinol Metab, 99：3298-3303, 2014.
13) Higuchi S, et al：Effectiveness of a red-visor cap for preventing light-induced melatonin suppresiton during simulated night work, J Physiol An thropol, 30：251-258, 2011.
14) Ayaki M, et al：Protective effect of blue-light shield eyewear for adalts againsit lifht pollution from self-luminous device used at night, Chronobiol Int, 33：134-139, 2016.

III 睡眠・生活リズムからアプローチする心身健康，能力発揮

1 睡眠マネジメント，生活リズム健康法

3)ストレス緩和のための習慣づくり

どうしても眠れないときの工夫，対処法[1]

1. 気分転換をはかる

どうしても眠れないときの基本法則は，気分転換です．入眠が困難なときは，いったん床から出て音楽を聞いたり，気分を切り替えることも一策です．睡眠にとって，ストレスは大敵です．実際の睡眠健康教室では，ストレス緩和に重要な生活習慣もあわせて指導することが多くあります．

2. 前向きな考え方・行動を心がける

ストレスは，むやみやたらと恐れるものではなく，自分自身でコントロールしていくものです．ストレスというと悪いイメージがありますが，必ずしもそうではありません．「前向きな考え方・行動」を心がけることで，良い刺激にも変わります．ストレスは，その人の捉え方次第なのです．

不眠，日中の強い眠気を有する大学生に対して，アプリを用いた簡便なポジティブ・リフレーミング技法を2週間継続的に行った研究では，ネガティブな反すうのコントロール性が上昇し，ネガティブな反すう，抑うつを減少すること，また，不眠重症度の改善，日中の眠気を改善することが報告されています[2]．

マイナスからプラスへの転換，たとえば，「仕事をやらされている」を「仕事をさせてもらう」へ，「3日坊主だ」を「3日も続いた」と受け止め方を変えることが大切です．ストレスは受け取り方で良くも悪くもなります．

では次に，ストレス・コントロール，ストレス緩和のための生活習慣改善のポイントについて述べます．

ストレス緩和のための生活習慣改善のポイント (図1)[1]

ストレス・コントロールをするうえで，まず最初にすべきことは，「自分にはストレスをもたらす生活習慣が身についていないだろうか」と自分自身を振り返り，悪しき生活習慣を改善することです．日常生活のなかで簡単にできるそのポイントをしぼり，次のようにまとめました[1][3]．

ストレスは受け取り方で良くも悪くもなる

ストレスというと悪いイメージがありますが、必ずしもそうではありません。

「前向きな考え方・行動」を心がけることで、良い刺激にも変わります。

ストレスは、その人のとらえかた次第なのです

マイナスからプラスへの転換 （受け止め方を変えよう！）

仕事をやらされている　　　　　三日坊主だ
　→→　仕事をさせてもらう　　　　→→　三日も続いた

ストレス・コントロールのポイント

完璧主義をすてよう	失敗してもクヨクヨしない
趣味を持とう	時には一人でボーっとしよう
悩みを一人で抱えない	一日一日を有意義に過ごそう
先入観を持たない	軽い運動をしよう
ノーと言う勇気を持とう	疲れたら休養を取ろう
自分の考えを持つ	目的意識をもつ
なにごとも腹八分目	不要なものはドンドン捨てる
笑う門には福きたる	ユーモアを持つ
アルコールや薬に頼らない	好きな音楽を聴きリラックス

図 1．ストレスを良いストレスに変えるために（教材）

（文献 1 より）

1．ひとりで抱え込まない，誰かに悩みを打ち明ける

　真面目で几帳面な人は，どうしても大切な仕事などを抱え込みがちです．自分一人でやり遂げなければいけないという気持ちが強すぎると，身体もそして心も疲れてしまいます．人に任せられることは任せて，時には甘えて，成果も一緒に分かちあいましょう．

　そして，疲労してまで無理をしないで，自身の心と身体の声を聞き，自分をねぎらう気持ちを忘れないようにしましょう．また，悩みが多く，つらいときには人に助けを求めることが必要です．人それぞれに物事の捉え方，対処の仕方が違います．人の力を借りることによって，自分ではどうにもならなかったことが思わぬ解決をみることもあります．

2. 完璧主義を捨てる

　完璧主義者は，ストレスを感じやすいといわれます．「完璧」はつかめそうでつかめないもの，腹八分目で結構と開き直るのも大切かもしれません．また，完璧にできなかったとしても，さして重大な事態には至らないものです．長い人生から考えれば，日々の暮らしのなかでの失敗は，大半はささいな出来事です．周囲の人も，本人が考えるほど完璧さを望んではいないものです．散髪にいって気にいらない髪型になってしまったときをイメージしてみましょう．自分はとても外出できないくらい落ち込んでいるのに，周囲の反応は思ったほど悪くないこともありますよね．

3. 目標の立て方を考え直す

　目標と現実のギャップからストレスが生じることも多いものです．

　「つらい，疲れた……」と感じたら，少し目標を下げてみませんか．目標を下げられないとしたら，また考え方が硬直して壁に突き当たったら，「何か別の方法はないか」と少し考えてみましょう．アプローチの仕方を変えることで，目標を少し下げることができたら，達成率が上がります．

4. 休養，休みをちゃんととる

　危険を回避し，効率的にその後の毎日を充実させるためにも「休みをとる」ことを意識的に行いましょう．仕事や家事，子育て，近所づきあい……．いろいろなものに追われるように1日が過ぎていくと感じることも少なくありません．自分のための時間を確保することはたやすくないかもしれません．しかし，意識して，自分のための時間を見つける努力をしなければ，いつまでたってもそのような時間を確保することはできません．

　仕事や家事は，長くやれば成果が上がるというものでもないはずです．少ない時間で集中してテキパキ取り組み，時間を効率良く使うことを心がけましょう．また，人はそれぞれ置かれている状況が違い，生活態度も様々ですが，心身の健康を維持するには栄養のバランスがとれた規則正しい食生活と，適度な運動，睡眠を心がけなくてはいけません．また，家族や親しい人との団らんや好みの音楽や香りを楽しんだりして，リラックス，そしてリフレッシュすることも必要不可欠です．これらのことを怠っていると，やがてはそのツケが回ってきます．心の安定や身体に悪影響が出やすくなります．少なくとも，「からだが疲れたな」と感じたのなら，生活に何か無理がある証拠．そんなときは，生活態度を見直し，改めましょう．

5. 笑う，ユーモアや趣味を持つ

　ストレス・コントロールで最も手軽な方法は，「笑い」や「忘却」です．昔から「笑う門には福きたる」といいますね．積極的に，生活のなかにユーモアをとり入れ，笑って暮らしましょう．実際，笑うことを意識的に心がけることによって，通常より早く病気が回復したという報告もあります．また，ユーモアたっぷりの映画を観たり，面白い本などを読んだりすると，いつの間にかストレスを忘れているものです．一時的にせよ，ストレスを忘れることができれば，気分転換を図ることも可能です．

6. 忘れる，マイナスの経験をプラスの経験に

さらに「忘れる」こともストレス緩和には重要な役割を果たします．

日々の暮らしのなかで，毎日，新しい出来事に遭遇し，様々な情報が脳にインプットされていきます．その記憶のなかには嫌なこと，つらいことも入るでしょう．

しかし，つらい記憶をいつまでもため込んだままでは心が苦しくなってしまいます．このような苦しさを味わわないためには，嫌なことを忘れてしまうのが一番です．しかし，どうやったら忘れられるでしょうか？　忘れようとすればするほど，忘れられないものです．

ここでいう「忘れる」とは，「記憶を失う」ことではありません．「いやだなあ」と思った経験をプラスに転じて結果的に「良い経験」にしていくことです．そのためには，考えるしかありません．起きた出来事について客観的に考え，トラブルの原因は何か，どうすれば対処できたか，「あとまわし」せず，その都度，そのときに考え，結論を出してしまいましょう．きちんと考えておけば「同じトラブルに出会ったらどうしよう」と緊張したり，不安に思うことはなくなるでしょう．「失敗は成功の母」として，ストレスにしないように，悩みを増やさないように，その都度，解決したいものです．

以上のことを全部する必要はありません．かえってストレスがたまります．できることから始めましょう．1つ変われば，少しずつ他も変わってきます．人によってストレスも違いますし，問題も多様です．自分の腑に落ちるポイントを見つけて少しでもやってみましょう．自分の今の生活のなかで無理せずできそうな方法を，自分なりに工夫してみましょう．

（田中秀樹）

文　献‥‥

1）田中秀樹ほか：快眠とストレス緩和のための習慣づくり―ライフスタイル改善からの脳・心身のヘルスアップの普及―．田中秀樹編：285-320，高齢期の心を活かす―衣・食・住・遊・眠・美と認知症・介護予防―．ゆまに書房，2006．
2）山本つぐみほか：日中の眠気，不眠を有する大学生に対するポジティブ・リフレーミング技法がネガティブ反すう，抑うつへ与える効果．中国四国心理学会論文集，52：27，2019．
3）田中秀樹：ぐっすり眠れる3つの習慣　ベスト新書．KKベストセラーズ，2008．

Ⅲ 睡眠・生活リズムからアプローチする心身健康，能力発揮

2 職種に応じた睡眠・生活リズム健康法

1）日勤者のための睡眠・生活リズム健康法

🌙 睡眠時間の長さのみならず，睡眠の質やリズムが大切

　我が国では，わずかこの50年で1時間も睡眠時間が減少しています．多くの研究で報告されているように，睡眠の不足や悪化は，認知機能を障害し，事故を高めるばかりでなく，慢性的な睡眠の悪化状態は，肥満，糖尿病や高血圧のリスクを高めています．睡眠健康教育は昨今，話題の「メタボ」を克服するのにも有効です．「メタボ」とはメタボリックシンドロームの略で，内臓脂肪が蓄積されて，様々な病気を引き起こしやすくなっている状態のことをいいます．睡眠時間と糖尿病リスクの関係について調べた研究では，睡眠時間が7～8時間の人に比べて，5時間以下の人では糖尿病リスクが2.5倍に高まること，また，9時間以上の人でも，糖尿病のリスクが高くなることが報告されています[1]．つまり，睡眠時間が極端に短かったり，過剰に長かったりすると，糖尿病になる可能性は高まります．また，睡眠時間が短すぎても，長すぎても，中性脂肪が増えること，HDL（善玉）コレステロール濃度が減ること，動脈硬化の危険性が高くなること[2]，死亡率が高まること[3]なども報告されています．一方，表1に示すように，「熟眠感」がない人は，熟眠感のある人に比べ，血圧や尿酸値，肝機能，腎機能，心機能などに異常がある場合が多いことも指摘されています[4]．また，メタボリックシンドロームの診断基準の項目でもある中性脂肪値も高いことがわかります[5]．つまり，睡眠時間の長さのみならず，リズムや睡眠の質が大切といえます．睡眠時間が世界的にも極めて短い我が国においては，身体のリズムにあった生活習慣をもう一度振り返ることが，健康な生活や十分な能力発揮

表1. 熟眠感の有無と健康診断データの関連（n＝587）

血液生化学データ異常（経過観察～要治療）	熟眠感（n＝587）		χ2乗値	有意確率	オッズ比
	熟眠感なし	熟眠感あり			
1）血圧異常	39.7%	29.0%	6.95	0.010	1.19
2）最高血圧 130 mmHg>	55.9%	44.1%	7.37	0.007	1.18
3）最低血圧 85 mmHg>	18.1%	12.8%	3.04	0.087	1.17
4）血圧値　2）かつ3）	17.6%	12.0%	3.52	0.079	1.19
5）中性脂肪 150 mg/dL>	26.5%	15.9%	9.39	0.003	1.29
6）肝機能判定	22.1%	11.5%	11.56	0.001	1.38
7）尿酸判定	8.8%	2.6%	11.31	0.002	1.87
8）腎機能判定	5.39%	1.83%	5.69	0.023	1.70
9）心電判定	26.0%	18.5%	4.42	0.043	1.18

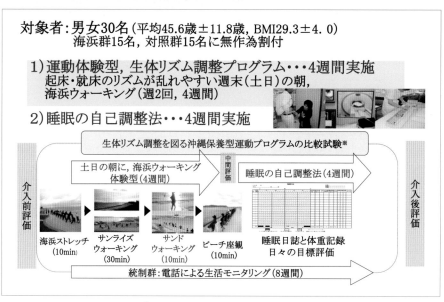

図1. メタボリックシンドローム対策─全体の流れ─

のためにもとても大切です.

 休日の朝寝坊は,日中の眠気,疲労,「メタボ」とも関係!

　眠りが足りなかったときは,休日に午後まで眠るのが良いと思っている人,あるいは良くないとわかっていても,つい昼まで寝てしまう人もいます.平日の睡眠不足を休日に補うために,休日の朝遅くまで寝ていると生体リズムを狂わせる原因となります.また,平日と休日の起床時刻のズレが2時間以上の人は,2時間以内の人に比べ,日中の眠気が高く,心身健康が悪化していることも報告されています[6].

　以下に,メタボリックシンドローム予備軍の人たちに,生活リズムが不規則になりやすい土曜・日曜の週末の朝,運動体験型,生体リズム調整プログラムを実施した筆者らの研究[7]を紹介します(図1).まず,書面同意の得られたメタボリックシンドローム予備軍30名(平均45.6歳±11.8歳,BMI 29.3±4.0)を海浜ウォーキング実施群15名(以下,海浜群),対照群15名に無作為に割り付け,海浜のウォーキングを土日の朝週2回,4週間実施しました.プログラムは,朝,太陽の光を浴びながら,①ストレッチ(10分),②ウォーキング(30分),③サンドウォーキング(10分),④ビーチ座観(10分)で構成しました.サンドウォーク(砂上の素足歩行)は一般道路より抵抗が高くエネルギー消費量も多いという効用が期待できます.さらに,5〜8週間目は,日常生活下で自己調整型の健康行動変容を促す生活リズム健康法(習慣チェック:図3と睡眠日誌記録),知識教材「ぐっすり眠れる3つの習慣」[4]提供,体重測定をあわせて行い,計8週間のプログラムを実施し,対照群には,8週間,普段の生活を心がけるように指示し,電話調査員による生活モニタリングを行いました.4週間後,海浜群で睡眠の状態や寝つきが対照群に比べ有意に改善し[7][8],中性脂肪も有意に減少する効果も認められました(図2).また,意欲,眠気や集中力,疲労も有意に改善し,それらの効果,群間差は8週間後まで維持していました.さらに8週間後には寝起き,体調,根気や平日と休日の起床時刻の差を

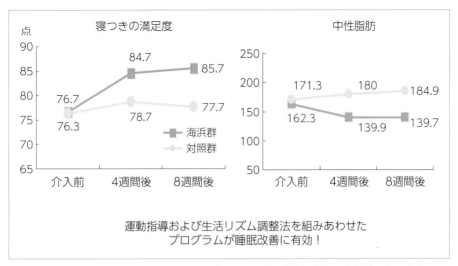

寝つきの満足度 / 中性脂肪

運動指導および生活リズム調整法を組みあわせた
プログラムが睡眠改善に有効！

図2．海浜群で，有意に寝つき，寝起き，睡眠状態改善，中性脂肪も減少

2時間以内にするなどの習慣も海浜群で有意に改善しました．

　休日の朝寝坊はメタボリックシンドロームの促進につながるので，休日もいったん平日と同じような時間に起き（難しい場合は，平日との差2時間以内にとどめましょう），太陽の光の入る明るいところ（窓際1m以内）で，しっかり噛んで朝食をとりましょう．昼間眠いときは短い昼寝をすると良く，リズムを狂わさずに睡眠の不足を補うことが大切です．

　図3の生活リズム健康法（習慣チェック）に関しては，まず，できている習慣には○，できていないが頑張れそうなものには△，頑張ってもできそうにないものには×で回答してもらい，頑張れそうな項目（△）が指導のポイントとなります．×を○に変えようとすると目標が高すぎて，途中で挫折してしまう可能性があるため，△をつけた項目のなかから，頑張れそうなもの，本人が実行可能な目標行動を3つ程度選択してもらうことが重要です．1つでも問題習慣が変われば，それが突破口となり，他の習慣も徐々に変わり，悪循環から少しずつ抜け出すことができます．もし△がない場合は，×のなかからではなく，○のなかからもっと頑張ってみようと思うもの，実行できるものを選びます．長期的視野にたって根気強く，達成を賞賛したり，目標設定の助言を行いながら指導していくことが大切です．次に，この生活リズム健康法のアプリを活用した研究を紹介します．

アプリを用いた睡眠マネジメントの試み

1．勤労者の睡眠と心身の健康・仕事の意欲の関連

　スマホアプリなどのモバイルヘルス技術は睡眠マネジメントの強力なツールになると考えられます．勤労者を対象としてアプリを用いた睡眠マネジメント[9]~[11]の試みを紹介します．一連の研究は，広島国際大学，帝人株式会社，インフォコム株式会社，株式会社インフォコム西日本，株式会社エスアンドエーアソシエーツの共同研究として行われました．

　まず，アプリを用いた睡眠マネジメントを行うにあたり，勤労者の睡眠と心身の健康・仕事の意欲との関連を把握することを目的としてインターネット調査を行いました．

　ネット上で簡便に実施可能な勤労者のライフスタイルや環境を考慮した睡眠評価票を作成し，既存

~良い生活習慣の確立のために，1日の過ごし方を振り返ってみましょう~

（　）のなかに，すでにできている項目には○，頑張ればできそうな項目には△，できそうにない項目には×をつけて下さい．

1（　）毎朝，ほぼ決まった時刻に起床する
2（　）朝起きたら太陽の光をしっかり浴びる
3（　）朝食を規則正しく毎日とる
4（　）日中はできるだけ人と接し，活動的に過ごす
5（　）趣味やサークル活動などを楽しみ，活動的に過ごす
6（　）15~20分の仮眠をとる
7（　）帰宅後は仮眠をしない
8（　）夜に30分程度の運動をする（就床2時間前までに終わらせる）
9（　）夕食後以降，お茶やコーヒーなどカフェインの摂取を避ける
10（　）就寝の2時間前までに食事を終わらせる
11（　）就床2時間前以降，コンビニなどの明るいところへ外出しない
12（　）夕食後に夜食をとらない
13（　）ぬるめのお風呂にゆっくりつかる
14（　）長時間のテレビ視聴や，パソコンの使用は避ける
15（　）寝るときは携帯電話を枕元から離す（または電源を切る）
16（　）寝床につく1時間前からは，タバコを吸わない
17（　）寝床に入る1時間前には部屋の明かりを少し落とす
18（　）眠る目的での飲酒は避ける
19（　）ベッドでテレビを見たり，読書をしない
20（　）寝室は快適な空間に工夫する
21（　）寝る前は，脳と身体がリラックスできるように心がける
22（　）就床時間が不規則にならないようにする
23（　）午前0時までには就寝する
24（　）寝床のなかで悩み事をしない
25（　）眠たくなってから寝床に入る
26（　）休日も，起床時刻が平日と2時間以上ズレないようにする
27（　）睡眠時間が不規則にならないようにする
28（　）「何事も完璧にしなければならない」と考えず，「8割方できたら上出来だ」と考えるようにする

自分で改善しようと思う目標を，△のなかから3つ選んでください．

目標1＿＿＿＿＿　目標2＿＿＿＿＿　目標3＿＿＿＿＿

図3. 生活リズム健康法（習慣チェック）

の評価票との比較も行いました[9]~[11]．調査への同意が得られた全国の勤労者（20~64歳の男女）1,860名を対象として，睡眠習慣（平日と休日の就床・起床時刻，睡眠時間）とフミナー度（FS）評価票，アテネ不眠尺度（AIS）[12]，エプワース眠気尺度（ESS）[13]，新職業性ストレス簡易調査票[14]からの抜粋項目（心的ストレス反応・身体愁訴・ワークエンゲージメント・創造性の発揮）への回答を求めました．FSは勤労者の睡眠状態を把握するために作成した睡眠状態とともにライフスタイルや睡眠環境のチェックリストです（α係数＝0.85）．平日の睡眠時間と睡眠のタイミングのズレと心身の健康・仕事の意欲について検討した結果，睡眠時間が7時間未満で眠気（ESS）が増加し，6時間未満で睡眠（FS，AIS）の悪化と疲労感の増加，5時間未満ではさらに不安感，抑うつ感，身体的愁訴も増加していました．睡眠タイミングのズレがある勤労者（平日と休日の睡眠中央時刻の差異が1時間以上）では，ズレ

のない勤労者(平日と休日の睡眠中央時刻の差異が1時間未満)に比べて，睡眠，眠気，イライラ感，疲労感，不安感，抑うつ感が睡眠時間に関係なく悪化していました．さらに，ワークエンゲージメント，創造性発揮も睡眠の長さに関わらず，睡眠タイミングのズレがあると悪化していることが示されました．

FSから抽出された「生活リズム不調」，「睡眠困難傾向」，「日中の光・活動不足」の3因子と心的ストレス反応・仕事への意欲について共分散構造分析を用いてモデルを構築しました(図4；モデルの適合度，RMSEA：0.075，AGFI：0.930)．生活リズム不調が睡眠状態や疲労感の悪化を招き，他の心理的ストレス，身体愁訴の増悪へとつながっています．つまり，生活リズム不調や睡眠状態の改善が，疲労感，抑うつ感，身体愁訴を軽減し，活気の改善が仕事の意欲向上につながることが示唆されました．

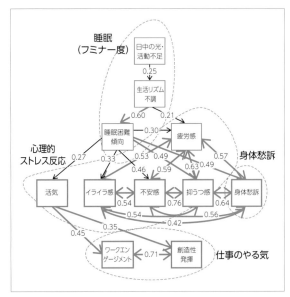

図4.　勤務者の睡眠，心身健康，ワークエンゲージメントの関連
（モデル適合度，RMSEA：0.075，AGFI：0.930，n=1,860名）

2.　睡眠改善アプリによる睡眠マネジメント[15]の有効性

さらに，勤労者が手軽に利用できるように睡眠改善を目的とした生活リズム健康法(睡眠の自己調整法)を活用したアプリ(図5)を作成し，その効果を検証しました．生活リズム健康法は前述の睡眠マネジメントのポイントをふまえ，認知行動的介入技法を日常生活のなかで実践できるよう簡便な形で表現したものです．睡眠改善のための目標行動の設定，セルフモニタリング(目標行動の実践状況と睡眠日誌の記録)，改善のためのアドバイスを提供しました．睡眠が悪化している勤労者を対象にアプリのモニターを行い，参加者は下記10項目の推奨生活行動リストから実行可能と思う項目を3つ選択し目標行動としました．

＜生活リズム健康法—アプリ版＞
①毎朝，ほぼ決まった時刻に起きる
②朝起きたら太陽の光をしっかり浴びる
③朝食を規則正しく毎日とる
④就寝2時間前以降，コンビニやカラオケなどの明るいところへ外出しない
⑤ぬるめのお風呂にゆっくりつかる
⑥寝るときは携帯電話を枕元から離す
⑦眠る目的での飲酒は避ける

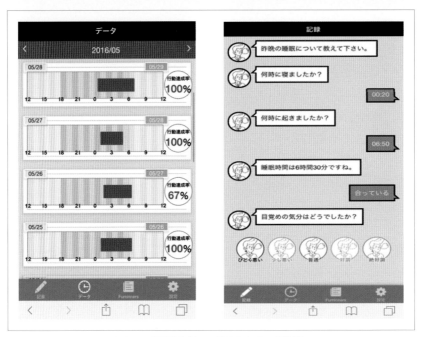

図 5. 睡眠改善アプリ（イメージ例）

⑧寝床でテレビやスマホを見たり，仕事や読書をしない

⑨就床時刻が不規則にならないようにする

⑩休日も起床時刻が平日と2時間以上ズレないようにする

　72名（男性37名，女性35名）が2週間継続的にアプリを利用し，アプリ活用前後に回答したFS，AIS，ESS，新職業性ストレス簡易調査票からの抜粋項目（前述と同項目）について比較検討を行い，対照としてアプリを使用しない非活用群（27名；男性9名，女性18名）にも同じタイミングで睡眠状態の評価（FS）を実施しました．非活用群では睡眠状態の変化はありませんでしたが，活用群ではアプリ活用後にAIS，ESS，FSの生活リズム不調と睡眠困難傾向，疲労感，抑うつ感の有意な改善が認められ，モデルの一部が検証されました．生活リズム健康法の実践率の高い群で，低い群よりもAISの改善の効果が高い傾向にありました．推奨生活行動のうち，「朝起きたら太陽の光をしっかり浴びる」「朝食を規則正しく毎日とる」が選択されやすく実践しやすい項目で，逆に選択されにくく実践しにくい項目としては，「寝るときは携帯電話を枕元から離す」「寝る目的での飲酒は避ける」などが明らかになりました．ストレスチェックの義務化や働き方改革など，勤労者の心身の健康問題は深刻な社会問題となっています．アプリによる睡眠の自己調整法は，睡眠改善を通して勤労者の心身の健康維持にも有効であると考えられます．

　以上のように，睡眠とメタボリックシンドロームは大きく関係していることがわかります．つまり，食習慣や運動習慣の改善だけではなく，睡眠健康教育，睡眠の改善もあわせたアプローチが，メタボリックシンドローム解消には非常に重要です．眠ることと食べることは，生命の基本現象で，睡眠の悪化は食欲減退や朝の欠食につながり，ひいてはカロリー摂取バランスをも狂わせます．また，メタボリックシンドローム予防に大切な適正な運動の効果にも影響します．近年，短時間の昼寝をとったり，自然光を浴びたりして，日中の眠気を抑えることが，喜び，満足感，リラックス感の上昇に結びつくことも指摘されています[16]．日中，多くの時間を眠たい状態で過ごすことは，人生を楽しむ時

間をそれだけ損しているともいえます．規則正しい睡眠，眠気の軽減は，我々が充実した健康生活を送るために欠かせないものといえるでしょう．

（田中秀樹）

文　献・・

1) Daniel J, et al：Association of Sleep Time with Diabetes Mellitus and Impaired Glucose Tolerance, Arch Intern Med, 165(8)：863-867, 2005.
2) Kaneita Y, et al：Associations of Usual Sleep Duration with Serum Lipid and Lipoprotein Levels. Sleep, 31(5)：645-652, 2008.
3) Kripke DF, et al：Mortality associated with sleep duration and insomnia. Arch Gen Psychiatry, 59：131-136, 2002.
4) 田中秀樹ほか：認知・行動的介入による高齢者の睡眠健康改善．生理心理学と精神生理学，25(1)：61-71, 2007.
5) 田中秀樹：ぐっすり眠れる3つの習慣 ベスト新書．KK ベストセラーズ，2008.
6) 田村典久ほか：平日と休日の起床時刻の乖離と眠気，心身健康，学業成績の低下との関連．心理学研究，90(4)：378-388, 2019.
7) 田中秀樹：メタボを克服する睡眠健康教育．Modern Physician, 37(8)：867-870, 2017.
8) 荒川雅志：健康旅行による睡眠改善．日本睡眠改善協議会編：193-205, 応用講座睡眠改善学テキスト．ゆまに書房，2013.
9) 松浦倫子ほか：睡眠環境の重要性とアプリを用いた睡眠マネジメントの試み．第28回日本睡眠環境学会学術大会抄録集：132-135, 2019.
10) 濵崎洋一郎ほか：勤労者の睡眠習慣が心身健康度とワークエンゲージメントとに及ぼす影響～Social Jetlag の及ぼす影響に着目して～．第41回日本睡眠学会抄録集，88, 2016.
11) 田中秀樹ほか：勤労者におけるフミナー度と心身健康度，ワークエンゲージメント，創造性の関連～ 心身健康管理，能力発揮のための睡眠アプリ活用の試み～．第41回日本睡眠学会抄録集：89, 2016.
12) Okajima I, et al：Development and validation of the Japanese version of the Athens Insomnia Scale. Psychiatry Clin Neurosci, 67：420-425, 2013.
13) Takegami M, et al：Development of a Japanese version of the Epworth Sleepiness Scale(JESS)based on Item Response Theory. Sleep Med, 10：556-565, 2009.
14) 川上憲人：厚生労働省厚生労働科学研究費補助金　労働安全衛生総合研究事業　労働者のメンタルヘルス不調の第一次予防の浸透手法に関する調査研究．平成23年度総括・分担研究報告書，2012.
15) 田中秀樹：集団を対象とした睡眠改善技術．白川修一郎ほか編：183-209, 基礎講座睡眠改善学第2版．ゆまに書房，2019.
16) Kaida K, et al：A short nap and natural bright light exposure improve positive mood status. Ind Health, 45：301-308, 2007.

Ⅲ 睡眠・生活リズムからアプローチする心身健康，能力発揮

2 職種に応じた睡眠・生活リズム健康法

2）夜勤者・交代制勤務者のための睡眠・生活リズム健康法

 夜勤者・交代制勤務者への睡眠・生活リズム改善の重要性

　夜勤を含む交代制勤務者は勤務時間帯が日によって変化するため，複数の生体リズムにズレ（内的脱同調：Ⅲ-1-1)「睡眠マネジメントにおける生活リズム健康法の重要性」p. 64 参照）が生じやすくなります．通常，睡眠は深部体温リズムと密接な関係があり，夜間の睡眠は体温が下降することで起こりやすくなり，最低点に達したあと，あるレベルまで体温が上昇すると睡眠は終了し，人は目を覚まします．すなわち，体温をスムースに下降させることが入眠を円滑にするということです．しかし，夜勤明けは体温リズムが上昇している時間帯に睡眠をとることになり，その結果，入眠困難や睡眠の分断が増え，覚醒中の過度な眠気も増加します．睡眠不足，睡眠の悪化は，特に前頭連合野の機能（感情コントロール機能，注意，意欲，人の「こころ」を推し量る能力など）を低下させます．これまで，多くの研究で医療安全への影響として，

　　①十分な休息を伴わない夜勤は酒気帯び運転以上に危険なこと

　　②長時間労働・夜勤により事故のリスクが増すこと

　　③連続の夜勤によってミスの発生リスクが増すこと

が指摘されており，交代制勤務者は日勤者に比べ，仕事中の事故やニアミスのリスクが2倍になることも報告されています[1]．また，夜勤を含む交代制勤務により，居眠り運転[2]，ストレス反応[3]，抑うつ[4]~[6]が増加することや精神健康の悪化[7]も指摘されています．一方，睡眠の不足や悪化は脳機能に様々な影響を与えており，対人援助職である看護職・介護職のケアの質，QOL を阻害しています．本項では，看護職・介護職への睡眠改善法や施設での改善例について紹介します．

 夜勤・交代制勤務と心身健康

　これまで，長期的に夜勤や交代制勤務が続くと，睡眠障害[8][9]，バーンアウト[8]，うつ病[9]，心疾患，高血圧[10]，脳梗塞[11]，循環器疾患[12]，肥満[13]，消化器疾患[9][14]，がん[15]などのリスクが高まることが多くの研究で指摘されています．

　適切な時間帯に十分な睡眠がとりにくい夜勤者や交代制勤務者では，夜間の体温低下が抑えられ，血圧も心拍数も日勤に比べて高くなりやすいです．また，昼間の睡眠は分断されやすく疲労回復やストレス解消も十分ではありません．さらに，深夜勤後は，休日や日勤，準夜勤後に比べ，昼間の睡眠

表 1. 夜勤・交代制勤務の「勤務編成の基準」

項　　目	基　　準
①勤務間隔	最低 11 時間以上の間隔をあける
②勤務の拘束時間	拘束時間は 13 時間以内とする
③勤務回数	3 交代制勤務は月 8 回以内を基本とし，それ以外の勤務は労働時間に応じた回数とする
④夜勤の連続回数	最大 2 連続（2 回）まで
⑤連続勤務日数	5 日以内
⑥休憩	夜勤時は 1 時間以上，日勤時は労働時間・労働負担に応じて適切な時間数を確保する
⑦夜勤時の仮眠時間	夜勤の途中で連続した仮眠時間を設定する
⑧夜勤後の休息 （休日を含む）	2 回連続の夜勤後は概ね 48 時間以上の休息を確保する 1 回の夜勤後は概ね 24 時間以上確保する
⑨週末の連続休日	少なくとも月 1 回は土曜・日曜ともに前後に夜勤のない休日をつくる
⑩交代の方向	正循環の交代周期とする
⑪早朝始業	早出の始業時刻は 7 時より前は避ける

中に心臓自律神経系が十分に休息できてないことも指摘されています[16]．このことが高血圧性の疾患や心臓疾患の発病率を高める原因となるのです．また，昼夜逆転生活は自律神経系活動の活動−休止リズムを混乱させ，胃腸障害を引き起こしやすくなる他，ホルモンバランスが乱れ，糖尿病やがんのリスクも高まります．

　夜間の光が，リズムに影響を与えるとともに，がんリスクを高めるとの指摘もあります[15)17]．原因として，夜間の光によりメラトニンの分泌が抑制され，エストロゲンが分泌されることによると考えられています[18)19]．メラトニンには，抗酸化作用や抗腫瘍作用もあり，勤務中に暗い部屋で仮眠をとることは，眠気だけでなく，発がんリスクも抑える可能性があります．

夜勤・交代制勤務への睡眠対策
―勤務間隔，連続夜勤制限，ローテーション―

　2013 年に日本看護協会は夜勤・交代制勤務の負担を軽減しリスクマネジメントに役立てるため「看護職の夜勤・交代制勤務に関するガイドライン」[20]を公表しており，夜勤・交代制勤務の改善の方策や看護現場のマネジメントの基本的な考え方や職場環境に関する改善の方向性を提案しています．

　また，夜勤・交代制勤務による健康・安全・生活への影響を少なくする観点から，「勤務編成の基準」の 11 項目を示しており，現状把握のためのチェックポイントや，改善の指標として活用できるでしょう（表 1）．

　疲労の回復には勤務後から次の勤務開始時までのインターバル（連続休息期間），睡眠時間の確保が重要です．11 時間以下の勤務間インターバル，クイック・リターン（短い勤務間隔で再び勤務につくこと）が年間 30 回を超えると，不眠や過度の眠気，交代制勤務睡眠障害の確率が高まるとの指摘もあります[21]．つまり，勤務と勤務の間に一定程度のインターバルを置くことは睡眠時間の確保，疲労回復には重要なのです．

　これまで多くの研究で，交代制勤務に望ましいローテーションの方向について検討されてきました．生体リズムは 24 時間より少し長く，リズムを後ろにずらすほうが望ましいでしょう．早起きよ

りも夜更かしが楽なことをイメージすると理解しやすいと思います．つまり，シフトのローテーションの方向は，日勤→準夜勤→深夜勤の時計周りの正循環のほうが体にかかる負担が少ないです[22]．逆循環を正循環にし，クイックリターンを減らした研究では，日勤時，準夜勤時のストレス反応の軽減，夜勤時の疲労感の軽減や睡眠時間や覚醒度，余暇の活動性などの改善が指摘されています[23)24]．さらに，介護従事者に関する研究では，2交代制勤務（日勤8時間−夜勤16時間）の介護従事者は，日勤や3交代制勤務形態に比べ，不眠が多いことも報告されています[25]．近年，看護師が夜勤に適応することよりも，夜勤で生じたリズムのズレを早く改善すること，つまり，休日や日勤日の睡眠を改善することのほうが重要であると指摘されています[26]．

交代制勤務者の睡眠改善，生活リズム健康法

「看護職の夜勤・交代制勤務に関するガイドライン」では組織で取り組む対策の他に，個人で取り組む対策の提案として，夜勤前，夜勤中，夜勤明けの過ごし方やカフェインや薬の使用も紹介されており，介護士などにも役立つ情報が掲載されています．本項では，ガイドラインと重複する部分はありますが，筆者らの実践例を交えながら，交代制勤務者の睡眠改善法について紹介します．

前述のように，夜勤が連続2日以内の場合は，看護師が夜勤に適応することよりも，夜勤で生じたリズムのズレを早く改善し，日勤の社会生活リズムにあわせるほうが望ましいとの考え方が主流です．

図1は，夜勤，交代制勤務者（看護師，介護士など）用の睡眠確保やストレス緩和に重要な生活習慣（生活リズム健康法）を示しています．人により様々なライフスタイルがあるため，多くの項目を挙げていますが，すべて○にする必要はなく，△をつけた項目のなかから，本人が実行可能な目標行動を3つ程度選択してもらうことが重要です．1つでも問題習慣が変われば，それが突破口となり，他の習慣も徐々に変わり，悪循環から少しずつ抜け出すことができます．

図1と睡眠日誌を用いて，病院の看護師に睡眠マネジメントを行った筆者らの研究では，4週間後，入眠や熟眠満足度，精神健康や肌健康が改善することが確認されました[27]．また，病院の看護師への90分の講義形式で知識教育（睡眠とストレス）および習慣チェック（図1）を行った最近の研究では，入眠困難や睡眠随伴症状，抑うつの軽減に一定の効果があること，さらに，知識教育に日誌記録と目標達成のセルフモニタリングを加えることにより，睡眠維持困難や日中の覚醒困難，個人的達成感の改善に効果があることがわかりました[6]．

さらに，睡眠不足，睡眠覚醒リズムの崩れを防ぐため，交代制勤務者の睡眠の工夫として，

①生体リズムの規則性をできるだけ保つこと

②仮眠を上手にとること

が指摘されています[28]．

生体リズムの規則性を整えるためには，まず，

①朝あるいは午前中に太陽光をできるだけ浴びること

②朝食と夕食のタイミングの規則性をできるだけ保つこと

が重要です．午前中の光により体温や眠気のリズムを整えメリハリをつけることができ，また，食事を規則的にすることで，脂質やホルモンの代謝のリズムを強化することができます．

①あなたの習慣をチェックしましょう！

（　　）のなかに，**すでにできている項目には○，頑張ればできそうな項目には△，
できそうにない項目には×**をつけて下さい．

- 1 （　　）完璧主義を捨てる（なにごとも腹八分目）
- 2 （　　）太陽の光の入る明るい所でしっかり噛んで朝食をとる
- 3 （　　）１人で悩み事を抱え込まず誰かに相談する
- 4 （　　）疲れたら休む
- 5 （　　）いやなことをプラス方向に転換させる
- 6 （　　）自分の時間・好きなことをして過ごす時間を持つ
- 7 （　　）気晴らしにお酒を飲まない
- 8 （　　）寝るためにアルコールや薬に頼らない
- 9 （　　）自分なりのリラックス法を持つ
- 10 （　　）毎朝（平日，休日ともに），ほぼ決まった時間に起床する
- 11 （　　）寝る前にインターネット・メールをしない
- 12 （　　）寝る前に考え事をしない
- 13 （　　）軽い運動・散歩をしてリフレッシュする
- 14 （　　）朝起きたら，太陽の光をしっかり浴びる
- 15 （　　）夜勤後（帰り道などに），日光を浴びすぎない（サングラスをかけるなど）
- 16 （　　）就寝前に，お茶などのカフェイン・タバコなどの刺激物をとらない
- 17 （　　）眠りが浅いときは，遅寝・早起きにする
- 18 （　　）20分程度の短い仮眠で睡眠不足を補う
- 19 （　　）仕事前に仮眠をとる
- 20 （　　）寝ダメをしない
- 21 （　　）寝る前には脳と身体がリラックスできるように心がける
- 22 （　　）寝る前にぬるま湯につかる
- 23 （　　）起きて熱いシャワーを浴びる
- 24 （　　）寝床に入る1時間前には，部屋の明かりを少し落とす
- 25 （　　）日中はできるだけ人と接触し，活動的に過ごす
- 26 （　　）就寝2時間前までに食事をすます
- 27 （　　）眠くなってから寝床に入る
- 28 （　　）寝室は静かで適温にする
- 29 （　　）目標を立てるときは，できそうなことから始める
- 30 （　　）笑うこと，ユーモアをもつことを心がける

② あなたの睡眠の満足度を確認しましょう．　次の質問に100点満点でお答えください．
- 1）寝つきの満足度は・・・・・・・・・・・・・（　　）点
- 2）熟睡の満足度は・・・・・・・・・・・・・・（　　）点
- 3）日中のすっきり度（疲労・眠気）は・・・（　　）点　　　**良いほうが100点で記入**

☆生活習慣の改善と合わせて，満足度がどう変化しているかについて時々振り返りましょう！

◎生活改善のために〜あなたの行動改善の目標を決めましょう．
　①のチェックリストで，△（頑張ればできそうなこと）のなかから３つほど，自分で改善しようと思う
　目標を選び，番号で記入してください．　☆目標１（　　）　☆目標２（　　）　☆目標３（　　）

図1. 看護師・介護士のための習慣チェック（生活リズム健康法）

まず，できている習慣行動には○，できていないが頑張れそうなものには△，頑張ってもできそうに
ないものには×で回答してもらいます．△が指導のポイントとなります．×を○に変えようとすると
目標が高すぎて，途中で挫折してしまう可能性があるため，△をつけた項目のなかから，本人が実行
可能な目標行動を3つ程度選択してもらうことが重要です．

　一方，夜勤前の仮眠や夜勤中の仮眠は事故リスクを減らす意味でも大切です．仮眠を上手にとるに
は，タイミングと長さが重要です．まず，①夜勤前の仮眠は有効でしょう．夜勤に入る２時間前まで
に前もって仮眠をとることで，夜勤中の眠気を低下させることができます．ただし，19〜21時は睡
眠禁止帯と呼ばれ，寝つきにくい時間帯であるため，仮眠は21時以降にとるのが良いでしょう．長
さについては，20分以内の短時間仮眠，あるいは80分程度の仮眠が良いです．どちらの場合も浅い

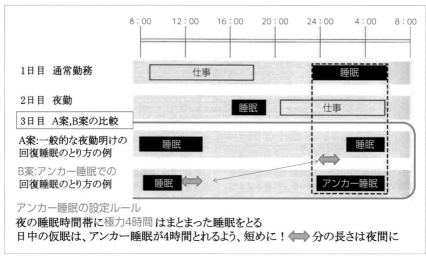

図2. 夜勤明けの回復睡眠のとり方を例としたアンカー睡眠の例

4時間は同時間帯に睡眠を確保することでリズムのばらつきを防ぎます.
少なくとも週の半分は,同じ時間帯に寝られるよう工夫しましょう.

睡眠から覚醒する確率が高く,睡眠慣性は弱いです.1時間の仮眠では,眠りが深くなっている状態で起きることになり,睡眠慣性が強く残るため避けたほうが良いでしょう.

また,可能であれば,②夜勤の休憩中に仮眠をとることで,午前3〜4時頃の強い眠気を予防できます.短時間仮眠は休憩時間のできるだけ始めにとり,仮眠後の覚醒,仕事への切り替えを工夫しましょう.仮眠前にカフェイン含有飲料をとっておくと仮眠後にカフェインの覚醒効果が効いてきます.夜勤中の仮眠は,交代制勤務従事者の不眠,過眠の予防に効果的であるとの報告もあります[29].

一方,夜勤後の睡眠前は,体温を上げない工夫,光を落とす工夫,脳・心身の興奮を避ける工夫が大切です.夜勤明けの睡眠は,体温があまり上昇していない早めの時刻,午前9時までに就床することが大切です.夜勤後の帰宅時に,サングラスなどで太陽光を避けることも寝つきに重要です.就床時にはアイマスクや遮光カーテンで光を避けること,イヤホンや遮音カーテンなどで騒音を防ぐなどの工夫も大切でしょう.しかし,夜勤明けの昼間の睡眠は体温が上昇している時間帯に眠ることになるので,睡眠の持続時間が短く,睡眠不足になりがちとなり,その日も夜勤がある場合は,夜勤前の仮眠をとると良いです.

一方,夜勤が連続2日以内の場合は,リズムをなるべく崩さないように,就床時刻,あるいは起床時刻のどちらかそろえやすいほうを週の半分はほぼ同じ時間になるように家事などを調整し,不足分は20分以内の短時間仮眠,90分程度の長めの仮眠で補うようにしましょう.

また,別の方法としては,アンカー睡眠という考えを活用した睡眠のとり方もあります.これは船が錨をおろして港に停留するイメージで,日々,睡眠時間帯のふらつきがある場合でも,極力4時間は同時間帯に睡眠を確保し,リズムのばらつきを防ぎます.少なくとも週の半分は,夜間,同じ時間帯に寝れるよう,日中の仮眠の時間帯,長さに配慮し,リズムの規則性を保つことが重要です(図2).夜勤のない日は,前述のように,朝(午前中)に太陽光をできるだけ浴びること,朝食と夕食のタイミングの規則性をできるだけ保つことが重要です.交代制勤務の看護師に,日勤日の朝に明るい光を実験的に与えると,パフォーマンスが改善することも報告されています[30].

(田中秀樹)

文　献 ···

1) Gold DR, et al：Rotating shift work, sleep, and accidents related to sleepiness in hospital nurses. Am J Public Health, 82：1011-1014, 1992.

2) Scott LD, et al：The relationship between nurse work schedules, sleep duration, and drowsy driving. Sleep, 30：1801-1807, 2007.

3) Ulhoa MA, et al：When does stress end? Evidence of a prolonged stress reaction in shiftworking truck drivers. Chronobiol Int, 28：810-818, 2011.

4) Driesen K, et al：Depressed mood in the working population：associations with work schedules and working hours. Chronobiol Int, 27：1062-1079, 2010.

5) 田中秀樹：介護者自身の睡眠改善. ―連載　転倒予防・QOL向上に向けた睡眠障害改善―. 通所介護＆リハ, 8(6)：81-88, 2011.

6) 田中秀樹：医療・福祉施設における入院患者の睡眠改善支援用具の開発. 平成26年広島県医療・福祉課題解決に向けたデバイス開発パイロット事業報告書, 2015.

7) Lin PC, et al：Atypical work schedules are associated with poor sleep quality and mental health in Taiwan female nurses. Int Arch Occup Environ Health, 85：877-884, 2012.

8) Dorrian J, et al：Sleep and errors in a group of Australian hospital nurses at work and during the commute. Appl Ergon, 39：605-613, 2008.

9) Drake CL, et al：Shift work sleep disorder：prevalence and consequences beyond that of symptomatic day workers. Sleep, 27：1453-1462, 2004.

10) Suwazono Y, et al：Shift work is a risk factor for increased blood pressure in Japanese men：a 14-year historical cohort study. Hypertension, 52：581-586, 2008.

11) Brown DL, et al：Rotating night shift work and the risk of ischemic stroke. Am J Epidemiol, 169：1370-1377, 2009.

12) Knutsson A：Health disorders of shift workers. Occupational Medicine, 53：103-108, 2003.

13) Fujino Y, et al：A prospective cohort of shift work and risk of ischemic heart disease in Japanese male Workers. Am J Epidemiol, 164：128-135, 2006.

14) Zhen LW, et al：Functional bowel disorders in rotating shift nurses may be related to sleep disturbances. Eur J Gastroenterol Hepatol, 18：623-627, 2006.

15) Hansen J, et al：Case-control study of shift-work and breast cancer risk in Danish nurses：impact of shift systems. Eur J Cancer, 48(11)：1722-1729, 2012.

16) Chung MH, et al：Recovery after three-shift work：relation to sleep-related cardiac neuronal regulation in nurses. Industrial Health, 50：24-30, 2012.

17) Costa G, et al：Shift work and cancer-considerations on rationale, mechanisms, and epidemiology. Scandinavian Journal of Work Environ Health, 36：163-179, 2010.

18) Cohen M, et al：Pineal gland and breast cancer. Lancet, 2：1381-1382, 1978.

19) 影山隆之：看護師の交替勤務と健康リスク・医療安全　第3章　交替勤務者と睡眠. 白川修一郎ほか監：91-99, 睡眠マネジメント―産業衛生・疾病との関わりから最新改善対策まで―. エヌ・ティー・エス, 2014.

20) 公益社団法人日本看護協会：看護職の夜勤・交代制勤務に関するガイドライン. 2013.

21) Eldevik MF, et al：Insomnia, Excessive Sleepiness, Excessive Fatigue, Anxiety, Depression and Shift Work Disorder in Nurses Having Less than 11 Hours in-Between Shifts. PLoS ONE, 8(8)：e70882, 2013.

22) 久保智英：交替勤務者の睡眠と疲労　第3章　交替勤務者と睡眠. 白川修一郎ほか監：53-63, 睡眠マネジメント―産業衛生・疾病との関わりから最新改善対策まで―. エヌ・ティー・エス, 2014.

23) Hakola T, et al：Less quick returns-greater well-being. Industrial Health, 48：390-394, 2010.

24) Kandolin I, et al：Individual flexibility：an essential prerequisite in arranging shift schedules for midwives. J Nurs Manag, 4：213-217, 1996.

25) Takahashi M, et al：Work schedule differences in sleep problems of nursing home caregivers. Applied Ergonomics, 39：597-604, 2008.

26) Sack RL, et al：Circadian rhythm sleep disorders：Part 1, Basic principles, shift work and jet lag disorders. Sleep, 30(11)：1460-1483, 2007.

27) 田中秀樹：認知症高齢者へのスリープマネジメント～認知症予防と施設高齢者・認知症高齢者への対応～. 認知症ケア最前線, 25：22-33, 2011.

28) 白川修一郎：時差ぼけの予防法と解消法および交代勤務下での睡眠への対処法. 日本睡眠改善協議会編：177-191, 応用講座　睡眠改善学テキスト. ゆまに書房, 2013.

29) Asaoka S, et al：Factors associated with shift work disorder in nurses working with rapid-rotation schedules in Japan：the nurses'sleep health project. Chronobiol Int, 30：628-636, 2013.

30) Tanaka K, et al：Brief morning exposure to bright light improves subjective symptoms and performance in nurses with rapidly rotating shifts. J Occup Health, 53：258-266, 2011.

Ⅲ 睡眠・生活リズムからアプローチする心身健康，能力発揮

2 職種に応じた睡眠・生活リズム健康法

3) シニア世代のための睡眠・生活リズム改善
—ストレス緩和に向けた習慣づくり—

睡眠改善の重要性

　睡眠問題の予防や改善支援は，高齢者自身，家族や介護者の QOL を考えるうえでも重要課題といえます．睡眠改善には，正しい知識にあわせて，睡眠に重要な習慣を獲得・維持させていくことが重要です．本項では，日中の適正な覚醒維持技術，生活リズム調整技術を用いた高齢者への睡眠健康活動について実践例を交えながら紹介します．

高齢者の睡眠の特徴と要因

　図 1 は睡眠機能と生体リズムの加齢による変化をモデル化したものです．高齢者の睡眠の特徴をひと言で表現すると，浅く，効率の悪い眠りということがいえます．深い眠り（徐波睡眠＝段階 3 と 4）が著しく減少し，夜間の中途覚醒が増え，睡眠の分断化が目立つようになります．さらに，朝早く目

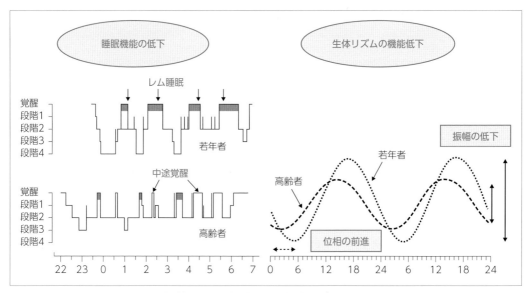

図 1．加齢による睡眠機能と生体リズムの機能低下

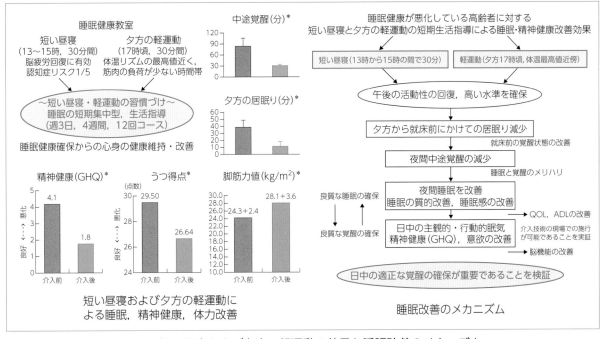

図2. 短い昼寝および夕方の軽運動の効果と睡眠改善のメカニズム

が覚めすぎてしまい，再入眠できない早朝覚醒も増えてきます．起床時の気分や機嫌も悪く，意欲も出ないまま1日を過ごす方も少なからずみられます．加齢による徐波睡眠の減少は，睡眠中における日中の疲労や睡眠圧の解消過程の効率低下を表します．徐波睡眠の減少，中途覚醒の増加などは，睡眠を発現させ維持，管理するシステムの老化現象の現れといえます．

　一方，加齢により生体リズムも劣化し，深部体温リズムなどのサーカディアン（概日）リズムの振幅の減少などが認められます．サーカディアンリズムを24時間の環境周期に同調させる因子を同調因子と呼び，人では2,500ルクス以上の光や食事，社会的接触や運動などが知られています．加齢による生体リズム劣化の要因の1つは，視交叉上核そのものの機能低下です．また，社会的接触や運動量の減少など，同調因子である光，運動，社会的接触，食事の規則性などの入力が低下するのもリズム劣化の要因となります．高齢者の不眠は，種々のサーカディアンリズム現象の同調の乱れ（内的脱同調）も原因の1つと考えられています．詳細は後述しますが，高齢者の睡眠改善には，生活リズムの調整，活動のメリハリ，夕方以降の居眠り防止が重要です．

短い昼寝と夕方の軽運動による睡眠改善

　睡眠健康活動をライフスタイルづくりと絡ませた，現場での検証研究が行われています（図2）．不眠で悩む高齢者を対象に，昼食後の30分の昼寝および夕方（体温の最高期）の軽運動（福寿体操）[1]の習慣づけ指導（睡眠健康教室）を4週間の間，週3回，短期集中的に行うと，覚醒の質が向上し，夕方から就床前にかけての居眠りの減少がみられ，夜間睡眠や精神健康[2]や脳機能が改善することが報告されています[3]．また，睡眠改善に伴い，日中の覚醒度や注意力，柔軟性やバランス感覚，脚筋力も改善していました[3]．睡眠が改善したメカニズムのポイントは，日中の適正な覚醒維持，夕方から就床

前にかけての居眠り防止です．深部体温が最も高くなる夕方の時間帯は，筋力や運動能力のサーカディアンリズムの頂点位相に相当するため[4]，身体への負担も少なく，運動を行うのに効果的です．30分程度の短い昼寝と夕方の軽運動を取り入れることによって，夕方から就床前までの居眠りが減ることで，夜間の良質な睡眠を促し，翌日の生活の質も向上するという良い循環を形成したと推察できます．さらに，昼寝や運動を日々同じ時間帯に行うことでリズム調整にも寄与しているものと考えられます．また，睡眠改善に伴い，日中の覚醒度や注意力，柔軟性やバランス感覚，脚筋力も改善していました[3][5]．4年間で医療費を70％に減少させたこの成果は，高齢者のQOLやADLの向上につながるものと考えられます[5]．

 ## 睡眠健康活動のシステム化への試み―ぐっすり・すっきり宣言―

ライフスタイル改善により高齢者の睡眠や精神健康が改善することを，筆者らは地域保健現場で検証してきました．「ぐっすり・すっきり宣言」をスローガンに，睡眠健康教室と自己調整法講習を展開したシステムを一部紹介します．この町では，まず健診時に睡眠調査を行い，全員に結果をフィードバックしました[5]．また，健診データとの関連を分析し，睡眠悪化は血圧や心機能などの悪化リスクを高めることなどを町内広報で住民に周知しました[6]．

1. 短期集中型の睡眠健康教室―快眠とストレス緩和の習慣づけ―

睡眠問題がある住民に短期集中型の睡眠健康教室「脳と心の癒し塾（4週間の間，週3回，全12回）」を開催し，快眠とストレス緩和のための習慣づけを行いました．教室は保健センターで開催され，保健師と地域ボランティアが中心となって運営しました．この取り組みでは，短い昼寝，夕方の軽運動の習慣づけに加え，睡眠教育とグループワーク（睡眠やストレスについて）を昼寝終了後に行うことで，睡眠に影響しやすい午後3時以降の覚醒維持をより確実にします．参加者の8割の方が睡眠や体調が改善しました．

教室では睡眠の状態をアクチグラムで見える化し，精神健康などのセルフチェックの結果もフィードバックしました．教室終了1か月後（開始後2か月後），7か月後の追跡調査でも大半の参加者に効果が維持されていて[6][7]，対処スキルを習得することで，再発予防にもつながります．上記の日中の適正な覚醒の確保に着目した指導は，うつ対策，認知症予防としても有効です[5][8][9]．短い昼寝や夕方の軽運動の指導に加えて「笑い」の要素を加えたり，レクリエーションを採用している地域もあります[8][9]．教室の期間としては，生体リズムの観点から2週間は必要ですが，この技法は病院，リハビリテーション施設，包括支援センターの事業などにも応用可能です．

2. 睡眠の自己調整法（生活リズム健康法）の活用

不眠で悩んでいても教室に参加できない人（集団を好まない人や時間がない人など）に生活リズム健康法の講習会「ぐっすり・すっきりセミナー」も提供しました．図3は生活リズム健康法で用いるチェックリストを示しています．認知行動的介入技法のエッセンス[10]が日常の生活のなかで実践できるよう簡便な形で表現されています．×を○に変えようとすると目標が高すぎて，途中で挫折してし

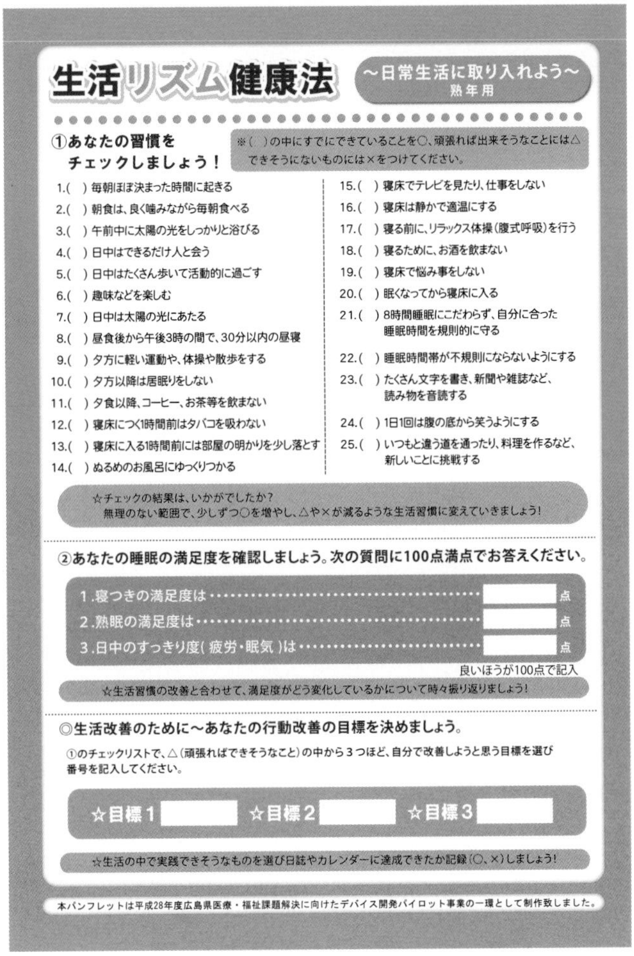

生活リズム健康法 〜日常生活に取り入れよう〜 熟年用

①あなたの習慣をチェックしましょう！

※（ ）の中にすでにできていることを○，頑張れば出来そうなことには△，できそうにないものに×をつけてください。

1.（ ）毎朝ほぼ決まった時間に起きる
2.（ ）朝食は，良く噛みながら毎朝食べる
3.（ ）午前中に太陽の光をしっかりと浴びる
4.（ ）日中はできるだけ人と会う
5.（ ）日中はたくさん歩いて活動的に過ごす
6.（ ）趣味などを楽しむ
7.（ ）日中は太陽の光にあたる
8.（ ）昼食後から午後3時の間で，30分以内の昼寝
9.（ ）夕方に軽い運動や，体操や散歩をする
10.（ ）夕方以降は居眠りをしない
11.（ ）夕食以降，コーヒー，お茶等を飲まない
12.（ ）寝床につく1時間前はタバコを吸わない
13.（ ）寝床に入る1時間前には部屋の明かりを少し落とす
14.（ ）ぬるめのお風呂にゆっくりつかる
15.（ ）寝床でテレビを見たり，仕事をしない
16.（ ）寝床は静かで適温にする
17.（ ）寝る前に，リラックス体操（腹式呼吸）を行う
18.（ ）寝るために，お酒を飲まない
19.（ ）寝床で悩み事をしない
20.（ ）眠くなってから寝床に入る
21.（ ）8時間睡眠にこだわらず，自分に合った睡眠時間を規則的に守る
22.（ ）睡眠時間帯が不規則にならないようにする
23.（ ）たくさん文字を書き，新聞や雑誌など，読み物を音読する
24.（ ）1日1回は腹の底から笑うようにする
25.（ ）いつもと違う道を通ったり，料理を作るなど，新しいことに挑戦する

☆チェックの結果は，いかがでしたか？
無理のない範囲で，少しずつ○を増やし，△や×が減るような生活習慣に変えていきましょう！

②あなたの睡眠の満足度を確認しましょう。次の質問に100点満点でお答えください。

1. 寝つきの満足度は・・・・・・・・・・・・・・・・ 点
2. 熟眠の満足度は・・・・・・・・・・・・・・・・・・ 点
3. 日中のすっきり度（疲労・眠気）は・・・・・・ 点

良いほうが100点で記入

☆生活習慣の改善と合わせて，満足度がどう変化しているかについて時々振り返りましょう！

◎生活改善のために〜あなたの行動改善の目標を決めましょう。

①のチェックリストで，△（頑張ればできそうなこと）の中から3つほど，自分で改善しようと思う目標を選び番号を記入してください。

☆目標1 ☆目標2 ☆目標3

☆生活の中で実践できそうなものを選び日誌やカレンダーに達成できたか記録（○，×）しましょう！

本パンフレットは平成28年度広島県医療・福祉課題解決に向けたデバイス開発パイロット事業の一環として制作致しました。

図3. 生活リズム健康法

まず，できている習慣行動には○，できていないが頑張れそうなものには△，頑張ってもできそうにないものには×で回答してもらいます．頑張れそうな項目（△）が指導のポイントとなります．×を○に変えようとすると目標が高すぎて，途中で挫折してしまう可能性があるため，△をつけた項目のなかから，頑張れそうなもの，本人が実行可能な目標行動を3つ程度選択してもらうことが重要です．

まう可能性があるため，△をつけた項目のなかから，頑張れそうなもの，本人が実行可能な目標行動を3つ程度選択してもらうことが重要です．まず，1つでも問題習慣が変われば，それが，突破口となり，他の習慣も徐々に変わり，悪循環から少しずつ抜け出すことができます[10]．筆者らはチェックリスト（図3），教材や睡眠日誌を用いて，1か月間の自己調整法（生活リズム健康法）を指導しています．これは，自分の睡眠習慣についてのセルフモニタリングと認知変容をねらったものです．4週間実施すると中途覚醒が有意に減少し，精神健康も有意に改善しました[6)7)]．さらに，2週間の実施でも睡眠や精神健康が改善しました[11]．生活リズム健康法は地域の睡眠相談においても活用されています．

快眠のための１日の過ごし方と睡眠環境の工夫

1. 朝起きてからの過ごし方

　朝起きてからの過ごし方のポイントは，サーカディアンリズムの規則性の確保です．太陽の光で脳の生体時計を，食事で腹時計をリセットすることで，体内のその他の生体時計も同調しやすくなります．部屋の窓際１ｍ以内であれば，外でなくとも光の効果はあります．一方，光は浴びるタイミングで効果が異なります．日中の光はリズムのメリハリ強化や覚醒維持に有効ですが，早朝の光は睡眠相を前進させ，夕方の光は睡眠相を後退させます．極端な早寝早起きの高齢者は，夕方に光を浴びるのが効果的であることなども伝えて，早朝庭仕事をするときはサングラスなどをかけたり，寝室に遮光カーテンをかける工夫なども具体的に提示することが必要です．

2. 日中の過ごし方

　日中，夕方の過ごし方のポイントは，日中の良好な覚醒状態の確保，活動のメリハリです．活動のメリハリが低下しがちで，夜間の睡眠が悪化している高齢者に対しては，短い昼寝をとることで，午後の活動性を高め，夕方以降の居眠りを減らすことが重要です．昼食後は，短い昼寝（昼食後～３時の間で30分程度）をとるのがポイントで，長く寝てしまいそうな不安があるときは，ソファやイスにもたれて眠ることで，深く眠ることを避けられます．また，昼寝前にお茶やカフェインの入った飲料を飲むのも有効です．カフェインは，飲んで15～30分後くらいから効き始め，昼寝が終わる頃にちょうど効いてくるので，昼寝からすっきり目覚められます．また，午前10時～12時，午後２時～４時の４時間，４週間程度2,500ルクスの光照射を行うことで，メラトニン分泌が若年者の水準まで上昇し不眠も改善します．このことは，日中に十分な量の光を浴びることで，高齢であってもメラトニン分泌が増加すること，つまりリズムのメリハリがつくことを示しています．

3. 夕食後から就床前の過ごし方

　夕食後から就床前の過ごし方のポイントは，就床前のリラックスと睡眠への脳の準備です．夕食以降の居眠りや仮眠は避けることが重要です．円滑な入眠や熟眠の条件としては，
　　①深部体温の下降
　　②手足，末梢からの熱放散
　　③脳の興奮を鎮める
ことが重要です．例えば，就床前の熱い風呂，食事，激しい運動など体温が上がるような行動は望ましくありません．また，就床前の考えごと，明るすぎる光環境も望ましくありません．脳の興奮が高まり，寝つきや睡眠を悪化させます．さらに，睡眠を安定させる働きのあるメラトニン分泌は，生体が夜と認識する時期に増加します．寝る１時間前は，部屋の明かりを少し落としたり，間接照明に切り替えることも重要です．入浴後過ごす部屋は白熱灯にすることも有効です．また，夜間のトイレ回数の多い高齢者は，夕食以降のコーヒー，紅茶，お茶などカフェイン摂取を避けることが大切です．特に，就床間近のお茶や多量のお酒や喫煙は避けるべきです．お酒は晩酌程度にしましょう．ニコチン，カフェイン，アルコールともに利尿作用があり，夜間のトイレを増やす要因となります．また，

就床前の入浴は 38〜40℃のぬるめが望ましいです．42℃を超えるような熱い風呂への入浴は，体温を過剰に上昇させ，交感神経系活動を高めるため，就寝 3 時間前あるいは夕食前などにしたほうが良いです．また，入浴による発汗や睡眠中の発汗による水分喪失を補うため，入浴前，就寝前，起床後にはコップ 1 杯程度の水分をとることが大切です．お風呂が長めの高齢者は，特に気をつけましょう．冬など浴室内と風呂との温度差が激しい場合には，前もって浴室内を暖かくしておくなどの対処が事故を防ぐうえで重要です．また，床に入って眠れないとき，無理に眠ろうとすると，逆に焦って緊張・脳の興奮を高めます．就床前は，音楽や香りなども有効ですが，音楽は途中で止まるような配慮が大切です．

講演会を活用した睡眠教育（知識→習慣→質改善）

単発の講演では知識教育が中心となる場合が多いです．この問題を解決するツールとしての筆者らは前述の生活リズム健康法を活用しています．講演においても睡眠への意識啓発や習慣改善を図ることは大切です．筆者は睡眠○×クイズ[9)12)]を交えながら，睡眠の重要性や睡眠のしくみ，快眠法を中心に講演を行い，生活リズム健康法を指導しています．講演で同意の得られた高齢者に対して生活リズム健康法を実施した研究では，睡眠や血圧改善の他，QOL や自己効力感が向上しています[7)13)]．現場の要望により，形は様々ですが，知識獲得，認知や習慣の修正，維持，質の改善へと良い循環（知識→習慣→質改善）を形成するきっかけ，糸口といった点では共通しています．

睡眠改善を切り口にした心身の健康づくり

筆者らは睡眠改善を切り口にした心身の健康づくりとして，睡眠講演や睡眠相談，睡眠改善教室を開催しています．睡眠教室（週 1 回，4 週間）では睡眠とストレス対処の知識と実技，あわせて生活リズム健康法（目標行動の選択，睡眠日誌を用いたセルフモニタリング）を行っています[14)]．教室（90 分）は，1 回目は講義（睡眠），グループワーク（GW，不眠の悩み共有），2 回目は講義（生活習慣），GW（目標行動の見直し，筋弛緩法），3 回目は講義（ストレス），GW（良いところ探し），4 回目は講義（快眠と笑い），GW（最近笑ったことの発表）を行い，毎回，講義，GW 後に 30 分間体操を行いました（表 1）．1 か月後，睡眠満足度，朝の気分，意欲，食事の味に改善がみられました．さらに睡眠に加え，抑うつ気分，QOL，活動量の改善に効果あることがわかりました．教室の内容としては，特に睡眠，ストレスについての講義，良いところ探しなどの GW が改善につながったと参加者の多くが感じていました．継続的に睡眠，生活リズム改善に重点を置いた広島県海田町では，糖尿病や高血圧性疾患，自殺の標準比死亡比（2010〜14 年）が県の平均以下になりました．一方，上記 3 回までを行った他の市町でも，入眠潜時や中途覚醒時間，睡眠効率に量的な改善がみられ，総睡眠時間が増加しました．また，不眠重症度も改善し，効果は終了 8 週後にも維持されていました[15)]．日中の眠気や QOL の改善，運動量の増加も確認できました．前述の教室は，「笑い」を含む全 2 回に短縮され，認知症予防教室[16)]としても活用されています．

今後，より多くの高齢者の睡眠健康の確保・改善のためには，日常生活レベルで実施可能なライフ

表1. 教室スケジュール（睡眠改善教室の流れ―脳と心の癒し塾―）

90分	講義・グループワーク（GW）	体操
1回目	講義「睡眠は脳と心の栄養　生活リズム健康法」 GW「不眠の悩みの共有，目標行動を決める」	福寿体操*
2回目	講義「快眠のための1日の過ごし方」 GW「睡眠改善の目標行動についての見直し，筋弛緩法」	福寿体操*
3回目	講義「ストレスと上手につきあうコツ」 GW「ストレス緩和のポイント・良いところ探し・ポジティブ思考力」	福寿体操*
4回目	講義「快眠と笑いで健康アップ」 GW「最近笑った話について発表」	福寿体操*

教室（90分）は，1回目は講義（睡眠），GW（不眠の悩み共有），2回目は講義（生活習慣），GW（目標行動の見直し，筋弛緩法），3回目は講義（ストレス），GW（良いところ探し），4回目は講義（快眠と笑い），GW（最近笑ったことの発表）を行い，毎回，講義，GW後に30分間体操を行いました．

＊：巻末-3「熟年世代・交代制勤務者（看護師）版」p. 147, 148参照

スタイルの改善や支援体制，人材育成が重要な意味を持つといえます．

（田中秀樹）

文　献‥‥‥

1) 田中秀樹ほか：認知症，転倒予防のための快眠術，短い昼寝と夕方の福寿体操のススメ．東京法規出版，2005.
2) Tanaka H, et al：Short nap and exercise improve sleep quality and mental health in the elderly. Psychiatry Clin Neurosci, 56：233-234, 2002.
3) Tanaka H, et al：Sleep health, lifestyle and mental health in the Japanese elderly―Ensuring sleep to promote a healthy brain and mind―. Psychosom Res, 56：465-477, 2004.
4) Atkinson G, et al：Circadian variation in sports performance. Sports Med, 21：292-312, 1996.
5) 田中秀樹：高齢期の心を活かす―衣・食・住・遊・眠・美と認知症・介護予防―．ゆまに書房，2006.
6) 田中秀樹ほか：認知・行動的介入による高齢者の睡眠健康改善．生理心理学と精神生理学，25：61-71, 2007.
7) Tanaka H, et al：Sleep management promotes healthy lifestyle, mental health, QOL, and a healthy brain. Jin-glong Wu ed：211-224, Biomedical Engineering and Cognitive Neuroscience for Healthcare：Interdisciplinary Application. IGI Global, 2012.
8) 田中秀樹：睡眠確保からの脳とこころのヘルスプロモーション，睡眠・ライフスタイルと脳・心身の健康．地域保健，6：5-26, 2002.
9) 田中秀樹：地域高齢者の睡眠改善のための介入技法と評価法．日本睡眠改善協議会編：148-162, 応用講座　睡眠改善学．ゆまに書房，2013.
10) 田中秀樹：睡眠の確保．畑　栄一ほか編：103-118, 行動科学―健康づくりのための理論と応用　改訂第2版．南江堂，2009.
11) Tamura N, et al：Effects of sleep management with self-help treatment for the Japanese elderly with chronic insomnia：A quasi-experimental study. J Behav Med, 40：659-668, 2017.
12) 田中秀樹：ぐっすり眠れる3つの習慣　ベスト新書．KKベストセラーズ，2008.
13) Tanaka H, et al：Sleep education with self-help treatment and sleep health promotion for mental and physical well-ness in Japan. Sleep Biol Rhythms, 14(1)：89-99, 2016.
14) 田中秀樹ほか：地域高齢者と sleep health promotion．睡眠医療，8(2)：255-258, 2014.
15) 田村典久ほか：重度の睡眠障害をもつ地域高齢者に対する快眠教室が，不眠，日中の眠気，QOLの改善に与える効果．こころの健康，3(2)：28-39, 2015.
16) 首藤祐介ほか：離島在住の高齢者に対する短期睡眠改善プログラムの実践報告．認知行動療法研究，45(3)：125-136, 2019.

Ⅲ 睡眠・生活リズムからアプローチする心身健康，能力発揮

2 職種に応じた睡眠・生活リズム健康法

4) 学校現場での睡眠の重要性と睡眠教育の実践

 ### 子どもの睡眠と脳の発達，イライラ，心身の健康

　我が国は，国際的にみても極端に夜型化の進んでいる国で，その影響は幼い子どもたちにも及んでいます．学業成績，肥満，注意欠如・多動性障害に似た症状と睡眠不足の関係も話題になっています[1]．また，三角形が模写できない5歳児の多くが夜型で生活が不規則であること，睡眠–覚醒リズムが不整な幼児は，三角形模写ができないリスクが5.9倍高まることも報告されています[2]．さらに，三角形を描けない子どもは，保育の活動における「気になる子」とほぼ一致し，特に情動面での問題（「理由なき攻撃性」「こだわり」「無表情」）や姿勢の問題（「机に肘をついて身体を支える」「体操座りが長続きしない」）などとの関連も見い出されています．この研究は不規則な生活リズムが幼児の成長や幼児の脳の高次機能にも影響を与えていることを示唆しています．

　児童・思春期における生活の夜型化による①睡眠不足，②サーカディアン（概日）リズムへの悪影響は，健全な発達，脳や心身健康の観点からも深刻です．睡眠の不足や悪化は，前頭葉機能に関わる感情コントロール機能，意欲を低下させること，衝動性，不安・抑うつ気分などのリスクを高めることが知られています．また，記憶・学習，洞察力，成績の他，さらに，免疫機能の低下や肥満とも関係します．就床時刻が遅い高校生ほど，英語，数学の成績が悪いことも指摘されています（図1）．

　2015年4月，文部科学省は中・高校生の睡眠を中心とした生活習慣と自立や心身の不調などの全国調査の結果を報告しています．ポイントとしては，

①学校がある日とない日で起床時刻が2時間以上ズレることがよくある生徒ほど，午前の授業中に眠いと回答する割合が高いこと

②学校から帰宅後に30分以上の仮眠をとることがある生徒ほど，午前中に調子が悪いこと

③携帯電話・スマホなどの使用が長い子どもほど，就寝時刻が遅いこと

④就寝時刻が遅い子どもほど，自分のことが好き

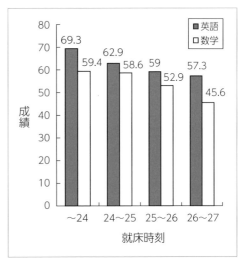

図1. 高校生の学業成績と就床時刻

（進学校234名）

と回答する割合が低く，イライラすることがあると回答する割合が高いことなどが指摘されています．

また，2014年文部科学省の「不登校のきっかけ」に関する調査では，1位が「友人との関係」，2位「生活リズムの乱れ」，3位「勉強がわからない」，4位「先生との関係」となっており，スマホやインターネットなどの情報機器の普及に伴い，「生活リズムの乱れ」が上位に入ってきています．メディアとの付き合い方も含め，十分な睡眠の確保や生活リズムを整えることは，今後非常に重要な課題です．また，不登校の生徒のパターンは多様ですが，リズム障害という観点でみれば，6〜8割とかなりの部分が共通しています．リズム障害が重いほど欠席日数が多く，不登校症状の重症化，長期化と関係しています[3]．

子どもの睡眠の問題への対応としては，本人や教員，親への睡眠教育を行うことが現実的かつ重要でしょう．そこで本項では，睡眠確保や生活リズムの調整に重要の睡眠教育について実践例を交えて紹介します．

 ## 子どもへの睡眠教育のポイント―知識と習慣の連動―

睡眠教育（眠育）の学校現場への導入には，①睡眠や生活リズムについての正しい知識の普及に加え，②先生や保護者が認知しやすい実際の問題行動（授業中の居眠りや集中力，朝食欠食，イライラ感）や学業などの関連を理解してもらうことが重要です[4]．

生徒の心身健康，能力発揮のためには，睡眠，基本的生活習慣の指導が重要であることをしっかり認識してもらうことが大切です．さらに，学校現場での睡眠教育を有効に機能させるためには，知識教育にあわせて，実際に，睡眠に有効な生活習慣を獲得・維持させていくことも重要です．子どもへの睡眠教育においては，特に，

①朝は太陽の光をしっかり浴び，朝食をきちんととって，生体リズムを整える

②授業の合間，あるいは昼休みを利用して短時間の仮眠をとる

③帰宅後の仮眠を慎む

④就床前は，脳と心身をリラックスさせる

ということを重点的に指導することが大切です．そのためには，生徒指導に活かせる①知識教材，②習慣改善を促進させるための具体的なツールの提供が必要となります．つまり，授業やロングホームルームの時間を有効活用できるよう，50分程度で実施可能な睡眠教育パッケージ（教材，チェックリストなど）の開発・精鋭化も重要です[4]．

 ## 学校での睡眠授業の実践

筆者らは小学校[5]〜[7]や中学校[5][8][9]でクラス毎に睡眠授業を行っています．睡眠や生活リズムの知識を，楽しく，そしてわかりやすく身につけてもらうために，睡眠○×クイズを用いています[5]〜[9]．図2に授業の流れについて示します．まず，睡眠に関する知識を与えていない状態で，睡眠○×クイズを交えて，約20分の睡眠に関する講義を行います．次に，15分程度，睡眠と日中の状態調査票や

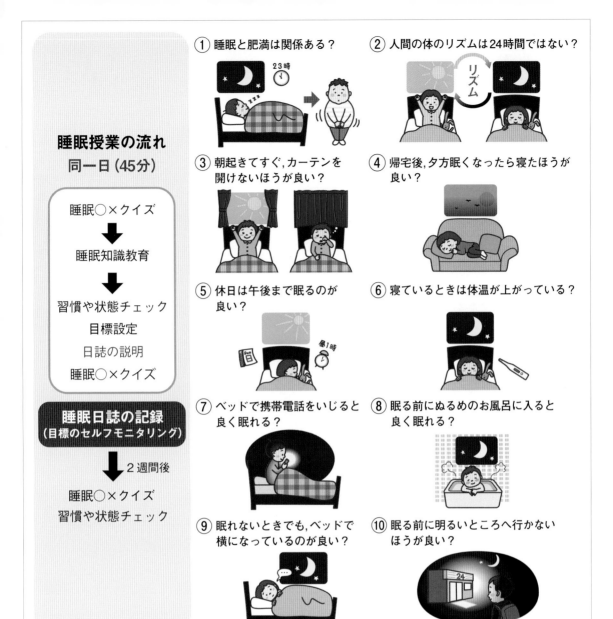

睡眠授業の流れ
同一日（45分）

睡眠○×クイズ
↓
睡眠知識教育
↓
習慣や状態チェック
目標設定
日誌の説明
睡眠○×クイズ

睡眠日誌の記録
（目標のセルフモニタリング）
↓ 2週間後
睡眠○×クイズ
習慣や状態チェック

① 睡眠と肥満は関係ある？

② 人間の体のリズムは24時間ではない？

③ 朝起きてすぐ，カーテンを開けないほうが良い？

④ 帰宅後，夕方眠くなったら寝たほうが良い？

⑤ 休日は午後まで眠るのが良い？

⑥ 寝ているときは体温が上がっている？

⑦ ベッドで携帯電話をいじると良く眠れる？

⑧ 眠る前にぬるめのお風呂に入ると良く眠れる？

⑨ 眠れないときでも，ベッドで横になっているのが良い？

⑩ 眠る前に明るいところへ行かないほうが良い？

図2．授業の流れと睡眠○×クイズ（小学生）
睡眠○×クイズは，睡眠のしくみや改善法につながる知識から構成されます．

生活リズムチェック（図3）を実施し，その後，睡眠日誌（図4）の記入方法を10分程度で指導します．最後に，睡眠の知識教育の効果を確認するために，講義後も睡眠○×クイズを実施し，その後，生徒は2週間目標を実施し，睡眠日誌に記録するよう指導します．2週間後，最初と同様の○×クイズ，調査票や生活リズムチェックを実施し効果を評価します．授業で，知識教育と生活リズム健康法（生活リズムチェック，目標設定，睡眠日誌と目標行動の達成度の有無の記入）の指導を行うことにより，
　①就床時刻や入眠潜時が早まること
　②平日と休日の就床時刻の差が短縮すること

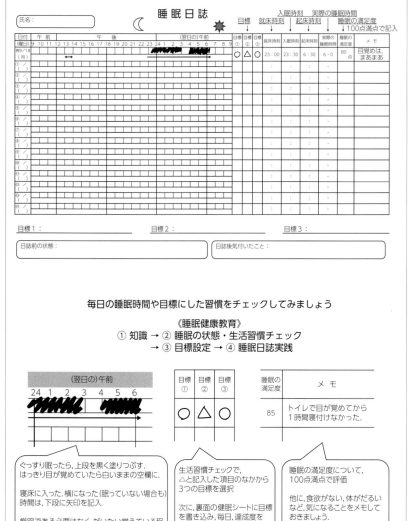

（　　）のなかに，すでにできている項目には○，頑張ればできそうな項目には△，
できそうにない項目には×をつけて下さい.

1（　　）毎朝，ほぼ決まった時間に起きる
2（　　）朝，起きたら太陽の光をしっかり浴びる
3（　　）朝食をきそく正しく毎日とる
4（　　）帰宅後は，夕方以降の居眠り（仮眠）をしない
5（　　）夕食後以降，お茶，コーヒーなどのカフェインはさける
6（　　）夕食後に夜食をとらない
7（　　）ぬるめのお風呂にゆっくりつかる
8（　　）午前0時までに寝床（布団）に入る
9（　　）寝る前は，脳と体がリラックスできるよう心がける
10（　　）休日も起床時刻が平日と2時間以上ズレないようにする

┌─────────────────────────────┐
│ ＊頑張ればできそうなこと△のなかから，
│ 改善してみようと思う目標の番号を1つ選ぼう！　目標（　　　）
└─────────────────────────────┘

図 3.
生活リズムチェック
（中学生版）

まず，できている項目には○，
できていないが頑張れそうな
項目には△，頑張ってもでき
そうにない項目には×で回答
してもらいます.

睡 眠 日 誌

毎日の睡眠時間や目標にした習慣をチェックしてみましょう

《睡眠健康教育》
① 知識 → ② 睡眠の状態・生活習慣チェック
→ ③ 目標設定 → ④ 睡眠日誌実践

ぐっすり眠ったら，上段を黒く塗りつぶす.
はっきり目が覚めていたら白いままの空欄に.

寝床に入った. 横になった（眠っていない場合も）
時間は，下段に矢印で記入

厳密である必要はなく，だいたい覚えている程
度で記入してください.

生活習慣チェックで，
△と記入した項目のなかから
3つの目標を選択

次に，裏面の健康シートに目標
を書き込み，毎日，達成度を
○，△，×で評価する.

睡眠の満足度について，
100点満点で評価

他に，食欲がない，体がだるい
など，気になることをメモして
おきましょう.

図 4.
睡眠日誌（高校生版）

③寝起きの気分や日中の眠気も改善すること

が報告されています.

　子どもの年齢により睡眠教育の方法を工夫することも大切です. 小学校低学年では睡眠に関する知識教育を丁寧に行い, 目標行動の実践を促すのみのほうが睡眠や日中の眠気などの改善有効であること, 一方, 小学校高学年, 中高校生, 大学生では, 睡眠に関する知識教育に, 目標行動の実践とセルフモニタリングをあわせて指導を行うほうが夜型化の防止やイライラ感の軽減に有効です. また, 「毎朝, ほぼ決まった時間に起きる」「眠る前に, テレビやビデオを見ない」「学校から帰って, 夕方寝ない」という行動を実践できていると, 就床時刻が改善, 睡眠時間が増加すること, さらに, 就床時刻の改善や睡眠時間の増加はイライラ感の軽減に有効であることが指摘されています[7].

睡眠知識○×クイズ(睡眠の仕組みや改善法)のポイント

　図2の右側は, 睡眠のしくみや改善法を生徒や養育者に伝えるときに用いているものです. 特に, 重要なクイズの解説を以下に示します. スライドやその他の解説は参考文献[4]を参照してください.

③(まぶしいので)朝起きてすぐ, カーテンを開けないほうが良い?(×)

　太陽の光を浴びることで, 脳にある時計, 身体のリズムが調節されます. 特に, 午前中はなるべく太陽の光を浴びたり, 朝起きたらカーテンを開けましょう. また, 朝ご飯を食べることで, 腹時計がリセットされます. 朝起きたら, 太陽の光の入る明るいところ(窓際1m以内)で, しっかり噛んで朝食をとりましょう. つまり, 朝はしっかりと太陽の光を浴び, 朝食をきちんととって, 生体リズムを整える必要があります.

④帰宅後, 夕方眠たくなったら寝たほうが良い?(×)

　夕方の居眠りは, 眠れる時間を遅くし, 睡眠不足につながります. また, 眠るためのエネルギーを無駄使いするため, 睡眠の質も悪くなり, 朝の寝起きも悪くします. 夕方以降は居眠りをしないように心がけましょう. 夕方から就床前は, 夜間眠りたい時間と同じ時間ほどしっかり覚醒し続けておくことが大切です. たとえば, 夜23時から7時間しっかり眠いたい人は, 23時より7時間の前の16時以降は仮眠をとらず, しっかり起き続けておく必要があります. 児童, 生徒の夕方以降にとられる長い仮眠は, 遅寝を促進するばかりでなく, 眠りを浅くします. 塾の前の仮眠は慎みましょう. どうしても眠いときは, 昼休みや授業の合間を利用して夕方までの早い時間に短い仮眠をとりましょう.

⑤(眠りが足りなかったときは)休日は午後まで眠るのが良い?(×)

　普段の寝不足を解消するために, 朝遅くまで寝ていることは, 身体のリズムを狂わせる原因となります. 夜の寝つきも遅くなり, 月曜日は, 寝不足で体調も良くありません. 休日もいったん平日と同じような時間に起き(難しい場合は, 平日との差2時間以内にとどめましょう), 太陽の光の入る明るいところ(窓際1m以内)で, しっかり噛んで朝食をとりましょう. 昼間眠いときは短い昼寝をすると良いでしょう. リズムを狂わさずに, 睡眠の不足を補うことがポイントです.

⑥寝ているときは体温が上がっている？（×）

ヒトは身体のなかの体温が下がるとともに眠ります．体温の下降をスムースにするために，眠る前からリラックスを心がけましょう．リラックスしていると手足が暖かくなって（頭寒足熱），手足から身体のなかの熱を外に出しやすくなるので，身体の奥の体温が下がりやすくなります．寝つきやすく，睡眠も良くなります．疲れたら寝られると勘違いして，寝る直前に体温を上げる激しい運動をするのは良くありません．寝苦しい夏は，風通しを良くすることや頭を冷やす工夫も効果的です．

⑩眠る前に（コンビニなど）明るいところへ行かないほうが良い？（○）

眠る前に明るいところへ行ったり，寝る直前まで強い光を浴びていると，脳が興奮し眠りにくくなります．また，明るすぎると，脳がまだ夜ではないと勘違いし，メラトニンも出にくくなります．パソコン，スマートフォンやゲーム機などの画面には，ブルーライトという青くて強い光が含まれているものもあります．寝る前に強い光を浴びると，睡眠を促すメラトニンというホルモンが出にくくなり，体内時計のリズムが後ろにズレてなかなか眠りにくくなります．寝る1時間前には部屋の明かりを半分に落としたり，間接照明に切り替えるなど工夫をして，良い眠りを得るための準備をしましょう．

 ## 生活リズム健康法（生活リズムチェック，目標設定の重要性）

これまで，海外でも思春期の睡眠教育プログラムが実施され，睡眠知識が向上することが確認されていますが，睡眠知識の増加が必ずしも睡眠促進行動の改善につながらないことが指摘されています[10]．この要因として，睡眠促進行動の内容が一律であるため，各生徒の生活状況を加味していないことや，動機づけを高める工夫が組みあわされていないことが示唆されます．この点に関する解決策としては，目標設定理論に基づいて睡眠促進行動をチェックリスト化する方法が有効です．ヒトは自分の持つ能力よりも高く，明確で，達成可能と認知した目標を設定することによって動機づけが促され，自分が目標設定プロセスに深く関与することで達成度も高くなることが指摘されています[11]．筆者らは睡眠促進行動をチェックリスト化し，各人の睡眠促進行動の実践状況を把握する方法を用い，各生徒の睡眠促進行動の実践状況の把握および実践可能な目標設定が容易になるよう工夫しています．この方法は前述の通りで，小中学生や養護教諭[12]に実践され効果が確認されて，英語版もあります[13]．

睡眠促進行動をリスト化した生活リズムチェックリスト（図3）や睡眠日誌（図4）の活用は，自分の生活リズムや睡眠状態の変化を把握するためにも効果的です．そこで，チェックリストの活用方法について解説します．

まず，図3のチェックリストの項目で，できている項目には○，できていないが頑張れそうな項目には△，頑張ってもできそうにない項目には×で回答してもらいます．

頑張れそうな項目（△）が指導のポイントとなります．×を○に変えようとすると目標が高すぎて，途中で挫折してしまう可能性があるため，できていないが頑張れそうな項目（△）を目標とします．選択させる目標行動数は，高校生[4]以上は3つ，中学生や小学生は1つ程度が望ましいです．小学生用の生活リズムチェックと○×クイズを図5に示します．

自分が改善目標として選択した，できていないが頑張れそうな項目（△）を1つでも改善させること

●生活リズムのチェック！

小学生対象　　　　　　　　　年（男子・女子）　　　組　　　番

「できていることには○」、「できていないけれど、がんばれそうなことには△」
「できそうにないことは×」をつけましょう。

番号	生活リズムのチェック	チェックしてみよう		
1	毎朝、ほぼ決まった時間に起きる	○	△	×
2	朝起きたら、太陽の光をあびる	○	△	×
3	朝ごはんを毎日、きちんと食べる	○	△	×
4	学校から帰って、夕方、ねない	○	△	×
5	休みの日に、朝ねぼうしない	○	△	×
6	ねむる前に、コンビニなど明るいところに行かない	○	△	×
7	ねむる前に、テレビやビデオを見ない	○	△	×
8	ねむる前に、ゲームをしない	○	△	×
9	毎ばん、ほぼ決まった時間にねる	○	△	×
10	毎日、よく体を動かす、運動する	○	△	×

△の中から、がんばってみようと思うことを1つ選んで、番号を書いてください　　　　　　番

★○×クイズ！★

正しいと思うものには○、ちがうと思うものには×をつけてください。

① （　　）はやね、はや起き、朝ごはんは、頭や体によい？
② （　　）朝ごはんや、朝うんちは、元気のもと？
③ （　　）しっかりねないとドジったり、ケガしやすくなる？
④ （　　）しっかりねないと頭がボーっとする？
⑤ （　　）しっかりねないと太る？
⑥ （　　）人間の体にはリズムがある？
⑦ （　　）朝、太陽の光をあびるとよい？
⑧ （　　）学校から帰って、夕方、ねむくなったらねたほうがよい？
⑨ （　　）ねむりがたりなかったときは、休みの日は昼までねむるのがよい？
⑩ （　　）ねる前はコンビニなど、明るいところへ行かないほうがよい？

アンケートへのご協力、ありがとうございました。

図5．小学生用の○×クイズと生活リズムチェック

で，睡眠悪化の悪循環から抜け出すための糸口になります．そして，生徒の些細な行動変容も成功体験として賞賛し，達成感を持たせるなど，継続させることが大切です．また，習慣が1つ改善されると他の習慣も連動して改善されやすくなります．根気強く続けると睡眠悪化の悪循環も好循環に変わり，睡眠や日中の状態の改善につながり，さらに自分で改善できたことや賞賛が，自信や自己評価を高めます．

2015年より文部科学省の「中高生を中心とした生活習慣マネジメント・サポート事業」も開始されています．今後，睡眠教育の充実には，睡眠の重要性と改善のための正しい知識をわかりやすく伝えるとともに，現状ニーズを把握し，科学的根拠に基づく経済効果，子どもの健康，事故防止などの観点もあわせて，国や自治体レベルでサポートしていく姿勢が重要になると示唆されています．

（田中秀樹）

文　献・・・

1) 白川修一郎：睡眠とメンタルヘルス．ゆまに書房，2006.
2) Suzuki M, et al：Children's ability to copy triangular figures is affected by their sleep-wakefulness rhythms. Sleep Biol Rhythms, 3：86-91, 2005.
3) 福田一彦：教育と睡眠問題．高橋清久編：89-96，睡眠学―眠りの科学・医歯薬学・社会学―．じほう，2003.
4) 田中秀樹ほか：思春期の眠りの改善．日本睡眠改善協議会編：119-136，応用講座 睡眠改善学．ゆまに書房，2013.
5) 田村典久ほか：眠気，イライラ感の軽減に重要な生活習慣の提案．小児保健研究，72：352-362，2013.
6) 田村典久ほか：睡眠教育パッケージを用いた睡眠授業が小学生の生活の夜型化，睡眠不足，イライラ感の改善に与える効果．小児保健研究，73(1)：28-37，2014.
7) Tamura N, et al：Effects of sleep education with self-help treatment for elementary schoolchild with nocturnal lifestyle and irritability. Sleep Biol Rhythms, 12：169-179, 2014.
8) 田村典久ほか：中学生に対する睡眠教育プログラムが睡眠習慣，日中の眠気の改善に与える効果―睡眠教育群と待機群の比較―．行動療法研究，42：39-50，2016.
9) Tamura N, et al：Effects of sleep education program with self-help treatment on sleep ing patterns and daytime sleepiness in Japanese adolescents：A cluster randomized trial. Chronobiol Int, 33：1073-1085, 2016.
10) Moseley L, et al：Evaluation of a school-based intervention for adolescent sleep problems. Sleep, 32：334-341, 2009.
11) Locke EA, et al：New directions in goal-setting theory. Curr Dir Psychol Sci, 15：265-268, 2006.
12) 田村典久ほか：小・中学校の養護教員に対する睡眠指導の効果―自己調整法と睡眠教育の比較検討―．行動療法研究，40：83-93，2014.
13) Tanaka H, et al：Sleep education with self-help treatment and sleep health promotion for mental and physical wellness in Japan. Sleep Biol Rhythms, 14：89-99, 2016.

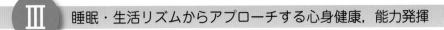

III 睡眠・生活リズムからアプローチする心身健康，能力発揮

2 職種に応じた睡眠・生活リズム健康法

5）施設，介護現場における睡眠・生活リズム改善

施設，認知症高齢者に対する睡眠ケア

1．睡眠問題と認知症

　認知症高齢者には睡眠薬を服用している方が多くいらっしゃいます．認知症では，加齢に伴う視交叉上核(体内時計)の変化，生体リズムに関与するメラトニン分泌量低下が，加齢による生理的な変化よりも顕著になります．また，日中の活動性低下も進行するために，睡眠・覚醒リズム障害を生じます．日中は傾眠傾向となり，夜間徘徊やせん妄を生じて興奮するなどの行動も見られます．近年，睡眠障害とアミロイド β 沈着，アルツハイマー型認知症発症の関係が多く報告され，睡眠の悪化や不足は認知症の促進因子となることが指摘されています．また，睡眠中に脳内の老廃物が除去され，神経障害を予防していることも指摘されています．しかし，認知症の不眠や異常行動に対して十分に有効で，かつ安全な睡眠薬はありません．安易な使用は上記の行動・心理症状(BPSD)を悪化させる要因となる恐れがあります．近年，高齢者の不眠の治療場面でも認知行動療法が注目されています．つまり，睡眠薬より，まず睡眠衛生(習慣や環境改善)が優先されています．本項では，施設での睡眠ケアの方法などについて紹介します．

2．睡眠薬を使用することによるリスク

　現在，主な睡眠薬には，ベンゾジアゼピン系，非ベンゾジアゼピン系，メラトニン受容体作動系の睡眠薬があります．改善効果は各睡眠薬間で大差はありませんが，作用時間(効果の持続時間)は薬剤により異なり，①超短時間作用型，②短時間作用型，③中間作用型，④長時間作用型に分類されます(表1)．消失半減期も種類によって異なり，不眠症状のタイプ(表2)，年齢，心身状態などを考慮して選択することが大切です．

　また，副作用の種類や頻度も睡眠薬で異なります．ベンゾジアゼピン系および非ベンゾジアゼピン系睡眠薬の間で短期的効果には差はありませんが，長期服用時の効果の持続性は非ベンゾジアゼピン系睡眠薬でのみ示されています．ベンゾジアゼピン系に比較して，非ベンゾジアゼピン系では副作用の頻度は低いですが，やはり，ふらつきには留意する必要があります．副作用のなかで，特に問題となるのが持ち越し効果，健忘作用，筋弛緩作用，依存性，反跳性不眠です．持ち越し効果は翌日に鎮静作用が残るもので，作用時間の長い薬剤ほど生じやすいです．健忘作用は服用後から入眠までの記憶に関して生じることが多く，アルコールとの同時摂取で生じやすくなります．筋弛緩作用はふらつ

表1. 睡眠薬の種類と作用時間，消失半減期

分　類	一般名	商品名	作用時間	半減期(hr)	用　量(mg)
メラトニン受容体作動系	ラメルテオン	ロゼレム	超短時間作用型	1	8
非ベンゾジアゼピン系	ゾルピデム	マイスリー	超短時間作用型	2	5〜10
非ベンゾジアゼピン系	ゾピクロン	アモバン	超短時間作用型	4	7.5〜10
非ベンゾジアゼピン系	エスゾピクロン	ルネスタ	超短時間作用型	5〜6	1〜3
ベンゾジアゼピン系	トリアゾラム	ハルシオン	超短時間作用型	2〜4	0.125〜0.5
ベンゾジアゼピン系	エチゾラム	デパス	短時間作用型	6	1〜3
ベンゾジアゼピン系	ブロチゾラム	レンドルミン	短時間作用型	7	0.25〜0.5
ベンゾジアゼピン系	リルマザホン	リスミー	短時間作用型	10	1〜2
ベンゾジアゼピン系	ロルメタゼパム	エバミールロラメット	短時間作用型	10	1〜2
ベンゾジアゼピン系	ニメタゼパム	エリミン	中間作用型	21	3〜5
ベンゾジアゼピン系	フルニトラゼパム	サイレース	中間作用型	24	0.5〜2
ベンゾジアゼピン系	エスタゾラム	ユーロジン	中間作用型	24	1〜4
ベンゾジアゼピン系	ニトラゼパム	ベンザリンネルボン	中間作用型	28	5〜10
ベンゾジアゼピン系	クアゼパム	ドラール	長時間作用型	36	15〜30
ベンゾジアゼピン系	フルラゼパム	ダルメート	長時間作用型	65	10〜30
ベンゾジアゼピン系	ハロキサゾラム	ソメリン	長時間作用型	85	5〜10

表2. 不眠のタイプ

①入眠障害：夜眠りたくても，なかなか寝つけない
②中途覚醒：頻繁に夜間に目が覚める
③早朝覚醒：朝早く目が覚めすぎてしまい，再入眠できない
④熟眠障害：十分な時間眠ったはずなのに熟眠した感じがない

き・転倒のリスクが生じやすくなるため，高齢者への投与には注意が必要ですが，一方，不眠患者では，睡眠薬の使用，非使用に関わらず，転倒のリスクが高くなることが報告されています．睡眠薬が転倒リスクの1つとの指摘もありますが，不眠自体も転倒のリスクファクターであることに留意することが大切です．また，メラトニン受容体作動薬は安全性が高く，高齢者などでも用いやすいですが，転倒・骨折リスクに関するデータが乏しく推奨するまでには至っていません．一方，加齢に伴う身体的合併症の増加とともに服用数も増しますが，身体疾患の治療薬も不眠の原因となります．主なものとしては，降圧剤(カルシウム拮抗薬，β受容体遮断薬)，気管支拡張薬，ヒスタミン受容体遮断薬，ステロイド製剤，インターフェロン製剤などがあります．

3. 睡眠薬の適切な使用

　睡眠薬の使用の基本は，①睡眠衛生指導(睡眠に関する正しい知識を伝え，睡眠環境や生活習慣の調整の仕方を指導)を前提として，翌日の快適な活動を確保する目的で使用すること，②必要最小限の量で，持ち越し効果，健忘作用などの副作用のないものを選択することです．また，睡眠薬に対する不安は，服薬の中断につながるので，過剰な不安を取り除くことも大切です．前述のように睡眠薬は消失半減期を指標として不眠症状のタイプ(入眠障害，中途覚醒，早朝覚醒，熟眠障害)，心身状態など

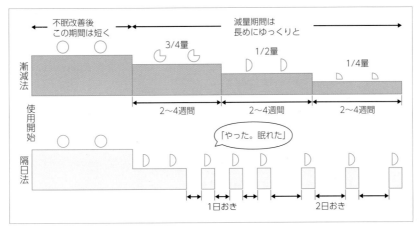

図1. 睡眠薬の離脱法

を加味して選択することが大切です．半減期の短い睡眠薬を急に中断すると反跳性不眠が，一方，半減期の長い睡眠薬では翌日への持ち越し効果が出やすくなります．また，半減期の短い睡眠薬の高用量服用時やアルコールとの併用時に健忘が出現しやすくなります．高齢者では薬剤の代謝や排せつ機能が低下し，副作用が出やすいので，成人の半分程度から投与すべきです．また，服用してからどのくらいで効果が出るかを知っておくことが大切です．多くの睡眠薬は服用初期（初日〜1週間以内）で改善効果が実感できる速効性です．1〜2週間以上継続服用することで効果が安定します．また，服用して効果が出るまでの時間に顕著な差はなく，10〜30分後に眠気が生じてきますので，就床直前に服用することがお勧めです．また，リズム異常を伴う不眠に対してはメラトニン受容体作動薬があり，服用初期から効果が得られますが，3か月程連続して服用することで効果も大きくなります．睡眠薬の離脱法としては，漸減法と隔日法があり（図1），半減期の長い中間作用型や長時間作用型では，両者を併用し，半減期の短い超短時間作用型や短時間作用型では漸減法を用います．

睡眠薬に頼らない睡眠ケア

これまで，高齢者の睡眠障害には睡眠薬を用いることが一般的とされてきましたが，不眠の認知行動的介入は，薬剤と同等かそれ以上の効果があり，安全で副作用がなく，効果性が持続することから，近年，特に高齢者の不眠の治療場面で注目されています．つまり，薬より，まず睡眠衛生や習慣改善が優先されています．また，不規則な睡眠・覚醒パターンを示す認知症患者には，日中の覚醒水準を保つための非薬物的アプローチを選択することが推奨されています．以下に，高齢者へのスリープマネジメント，高齢者・認知症高齢者での留意点を交えながら，日常生活下で可能な具体的方法，快眠のための1日の過ごし方や望ましい睡眠環境について紹介します．

図2は，日常生活に取り込み，継続することで睡眠健康増進やうつ，認知症予防に有効な生活習慣（生活リズム健康法）を示しています．不眠の認知行動的介入技法を日常の生活のなかで実践できるよう簡便な形で表現したものです．毎日必ずすべて行う必要はなく，3つ程度目標を決めてできるものから，週3日程度行っていくことが大切です．まず，1つでも問題習慣が変われば，それが突破口となり，他の習慣も徐々に変わり，悪循環から少しずつ抜け出すことができます．

~良い生活習慣の確立のために，1日の過ごし方を振り返ってみましょう~

① （　　　）のなかに，すでにできている項目には〇，頑張ればできそうな項目には△，できそうにない項目には×をつけて下さい.

1（　　）毎朝ほぼ決まった時間に起きる
2（　　）朝食は, 良く噛みながら毎朝食べる
3（　　）午前中に太陽の光をしっかりと浴びる
4（　　）日中はできるだけ人と会う
5（　　）日中はたくさん歩いて活動的に過ごす
6（　　）趣味などを楽しむ
7（　　）日中は, 太陽の光にあたる
8（　　）昼食後から午後3時の間で, 30分以内の昼寝をとる
9（　　）夕方に軽い運動や, 体操や散歩をする
10（　　）夕方以降は居眠りをしない
11（　　）夕食以降, コーヒー, お茶などを飲まない
12（　　）寝床につく1時間前はタバコを吸わない
13（　　）床に入る1時間前には部屋の明かりを少し落とす
14（　　）ぬるめのお風呂にゆっくりつかる
15（　　）寝床でテレビを見たり, 仕事をしない
16（　　）寝室は静かで適温にする
17（　　）寝る前に, リラックス体操（腹式呼吸）を行う
18（　　）眠るために, お酒を飲まない
19（　　）寝床で悩み事をしない
20（　　）眠くなってから寝床に入る
21（　　）8時間睡眠にこだわらず, 自分にあった睡眠時間を規則的に守る
22（　　）睡眠時間帯が不規則にならないようにする
23（　　）たくさん文字を書き, 新聞や雑誌など, 読み物を音読する
24（　　）1日1回は腹の底から笑うようにする
25（　　）いつもと違う道を通ったり, 料理を作るなど, 新しいことに挑戦する

☆ チェックの結果はいかがでしたか? 無理のない範囲で,
　　　少しづつ〇を増やし, △や×が減るような生活習慣に変えていきましょう!

② あなたの睡眠の満足度を確認しましょう. 次の質問に100点満点でお答えください.
　　1) 寝つきの満足度は・・・・・・・・・・・・・（　　　　）点
　　2) 熟睡の満足度は・・・・・・・・・・・・・（　　　　）点
　　3) 日中のすっきり度（疲労・眠気）は・・・（　　　　）点　　良いほうが100点で記入

☆ 生活習慣の改善と合わせて, 満足度がどう変化しているかについて時々振り返りましょう!

◎生活改善のために~あなたの行動改善の目標を決めましょう.
　①のチェックリストで, △（頑張ればできそうなこと）のなかから3つほど, 自分で改善しようと思う
　目標を選び, 番号で記入してください.
　　　　　☆目標1（　　）　　☆目標2（　　）　　☆目標3（　　）

☆ 生活のなかで実践できそうなものを選び日誌やカレンダーに達成できたか記録（〇, ×）しましょう!

図2. 生活リズム健康法―日常生活に取り入れよう―（高齢者版）

 ## 認知症高齢者での留意点

最近は，不規則な睡眠・覚醒パターンの認知症患者には，日中の覚醒水準を保つための非薬物的アプローチを選択することが推奨されています．高齢者が施設に入所する理由の多くは，徘徊と錯乱を伴う夜間の頻回の覚醒であり，認知症高齢者に関わる人々にとっても睡眠衛生の知識は重要です．施設入所中の高齢者のための睡眠衛生の指針としては，図2の項目が挙げられていますが，さらに，

①窓際1m以内の光が入りやすい環境で，

②午前中はなるべく座位で過ごすこと

③明るい環境での朝食，昼食

④30分程度の短い昼寝

⑤夕方以降から就床前にかけての居眠りを防止

に心がけ，日中の覚醒の質を高める工夫が極めて重要です．

　30分以下の昼寝はアルツハイマー認知症の発病の危険性を5分の1以下に軽減させること，一方，1時間以上の昼寝は，発病の危険性を2倍に増加させることが指摘されています．つまり，習慣的な短時間の昼寝は効果的ですが，長すぎる昼寝は逆効果になり，デイ・ホームや施設などでよく見受けられる長すぎる昼寝は，見直す必要があります．長く寝てしまいそうな不安があるときは，ソファなどにもたれて眠ることを推奨します．また，昼寝前にお茶やカフェインの入った飲料を飲むのも有効です．カフェインは，飲んで15～30分後くらいから効き始め，昼寝が終わる頃にちょうど効いてくるので，昼寝からすっきり目覚められます．一方，午前10～12時，午後2～4時の4時間，4週間程度2,500ルクスの光照射を行うことで，メラトニン分泌が若年者の水準まで上昇し，不眠も改善することが報告されています．このことは，日中に十分な量の光を浴びることで，高齢であってもメラトニン分泌が増加すること，つまり，リズムのメリハリがつくことを示します．睡眠が改善すれば夜間の問題行動も軽減します．夕方の居眠りを防止するための声かけや，これまで午前中に行っていた体操や音楽療法を，30分程度の短い昼寝の後，夕方の時間帯に入れ替えることも効果が期待できます．睡眠や日中の覚醒確保のためには，寝具，ベッドの位置や角度，照明の位置などの環境を工夫することが重要になってきます．

 ## 睡眠環境の工夫と睡眠改善

　睡眠改善には，ライフスタイルの見直しの他，睡眠環境の整備にも配慮が必要です．枕や寝具を変えるだけでも睡眠が改善することがあります．入院・入所者や高齢の方では，ライフスタイルの修正が必ずしも容易でない場合もあります．身体の自由が利きにくい方，寝たきりの高齢者にとって睡眠環境を整えることは大きな意味を持ちます．

1．寝具への配慮

　枕は気道を確保でき，頸椎に負担のないものが良く，高さがあった枕を選ぶことが重要です．人が立ったときの自然な姿勢は，背骨が緩やかなS字状になり，顔は5°下向きで頸椎（頭を支える7つの骨）のカーブに沿った形です．このリラックスして立った状態を，寝た姿勢で作り出すことで，質の良い眠りを誘うことができます．そのために，布団と首から頭にかけてのS字の隙間を埋める働きをするのが枕です．枕はこのS字カーブが保てる高さのものが理想です．額とあごの角度は5°，肩口からの角度は15°，枕をぴったりフィットさせることを目安にしても良いです．枕選びのポイントは，高さの他，大きさ，硬さ，素材も重要です．また，自分の寝姿勢にあった枕に変えるだけでも睡眠が改善することがあります．寝つきの姿勢は仰向け寝（44.5%），横向け寝（44.4%）と様々ですが，横向き寝の人に横向き寝に対応できる枕を使用してもらった結果，寝つきや睡眠維持が改善したことが報告されています．このことは，自分の寝姿勢にあった枕を使用することで睡眠の質が向上することを示しており，高齢者施設の入居者や入院患者などライフスタイルの修正が必ずしも容易でない方にも有効と考えられます．ベッドや布団（表3）は，寝返りができる幅と反発力のある硬さが必要で，腰が

表 3. ベッド・布団選びのポイント

ベッド	私たちは通常，一晩に 20 回前後の寝返りを繰り返しています．ベッドは寝返りができる幅があること，そして，ある程度反発力のある硬さが必要です．柔らかすぎて腰が沈むものは避けるべきです．寝返りがしやすいマットレスを選ぶことも大切です．
掛け布団	軽くて保温性や通気性の良いものが理想です．手足が冷えて眠れない場合には，布団乾燥機などで布団を温めてから，床に入ることをお勧めします．
敷き布団マットレスの硬さ大きさ	手で押したとき，3 cm 程度沈むくらいの硬さを目安にしてください．大きさは，両手を広げた長さが必要です．少なくとも，肩幅の 2.5 倍以上がほしいものです．
布団の素材	寝ている間にコップ 1 杯程度の汗をかきますので，布団は軽くて保温性や吸湿性の良いものが理想です．オーガニックコットンは天然素材で，吸湿性にも優れています．手足が冷えて眠れない場合には，布団乾燥機で温めてから，床に入ると良いでしょう．睡眠中の布団内はある程度の温かさを保った状態が長時間続きますので，ダニなども繁殖しやすくなります．昼間に約 2 時間布団を天日干しするとダニは死滅します．もしくは布団乾燥機で加温(50℃で約 1 時間)すると同じ効果があります．その後，掃除機でダニの死骸などをしっかり吸いとりましょう．

アレルギーでお困りの方へ
寝室に空気洗浄機を置くことをお勧めします．就寝する時間を中心に空気中のアレルゲン(アレルギーの原因となるもの)をとり除いておくことで，鼻炎などの症状が軽減され，寝つきが良くなります．アレルギー性鼻炎患者では睡眠の質が低下することが報告されています．部屋の掃除や寝具の掃除機がけをまめに行い，アレルゲンをとり除くことが必要です．外から帰ったときには，衣類などに付着した花粉などが屋内に入らないよう十分に配慮する必要があります．

沈むものは避けるべきです．広さは，両手を広げた長さが必要です．

2. 光環境

　後述する騒音・振動に加え，寝室の光環境は特に重要です．明るい光はメラトニン分泌を抑制し睡眠の質を悪化させます．メラトニンは，睡眠前から血中レベルが上昇し，夜間にその分泌が最高となります．理想的には，寝床につく 1〜2 時間前にはメラトニン分泌への影響が少ない 150 ルクス以下に照明を落とすことが望ましいです．現実的には，習慣的な就床時刻の 1 時間前あたりからは，やや暗く暖色系の照明機器(150〜200 ルクス程度)を用いるのも効果的です．また，白熱灯のほうが，蛍光灯に比べて覚醒効果が低いことが知られています．就寝中は，真っ暗だと不安の高じる可能性およびトイレ覚醒時などの安全確保に配慮して，室内灯の豆球 1 つ程度の明るさに調整することも大切です．睡眠中も適度な照明(50 ルクス)を確保することが望ましいです．なお高齢者では，夜間のトイレやトイレに至る廊下の照明にも配慮し，間接照明や足元の照明など，明るすぎないものを用いるようにすることも大事です．真っ暗な部屋よりほの暗い程度のほうが不安も少なく，夜間トイレ時のつまずき，転倒，骨折事故などの予防にもなります．トイレへの通路も床のほうが良く見えるように 50 ルクス程度の明かりを確保することが大切です．起床時には，すっきりした目覚めを促進するため，カーテンを開けるなど，積極的に外光を室内にとり入れて明るい光を浴びるようにすることも一策です．快適に覚睡するためには寝室照度を上昇させる必要があります．

3. 騒音，振動

　若い人ではさほど気にならない大きさの物音や振動でも，入眠を阻害し，中途覚醒も増加させます．特に，突発的な物音は要注意です．トイレと寝室が近すぎると，夜間，家族の人のトイレで高齢者は

表 4. 鎮静作用・興奮・覚醒作用のある香気成分

鎮静作用のある香り	**サンダルウッド（白檀），ラベンダー，カモミール，セドロールほか** 眠りに導きたいときにはリラックス効果のあるラベンダーやカモミールなどが有効です. しかし，それ自体が睡眠をもたらすのではなく，精神をリラックス状態へ導く効果があります．香りに対する好みも人それぞれですので，好みでない場合にも効果はありません.
興奮・覚醒作用のある香り	**ジャスミン，ペパーミントほか** ジャスミンやペパーミントなどには，リフレッシュ効果があります．朝の寝起きに問題がある方は，朝目覚めたときに使用するとよいでしょう. 上記の香りは，睡眠や覚醒に強い効果を発揮するものではありませんが，補助的に使用することで役立ちます.
寝つきや熟眠にも直接作用する香り	**セドロール** スギやヒノキに含まれる成分で，入眠や睡眠維持効果があります．セドロールの香りは微弱ですので，好き嫌いの好みに作用されにくく，その点でも期待されています. **ヘリオトロピン** ヘリオトロープの花の香りに似た甘い香りのする合成香料であり，鎮静作用があります．入眠潜時の短縮や睡眠段階 4 の増加が報告されています.

目を覚ますことがしばしばあり，配慮が必要です.

4. 香りと音楽

　香り（表 4）やアロマテラピー，音楽はそれ自体が睡眠をもたらすのではなく，眠る前の脳と身体の準備，リラックス状態へ導く効果があります．音楽では，波の音や川のせせらぎなどの自然音，曲調が穏やかなものが推奨されていますが，好みの音楽で気持ちがリラックスできるものがベストです．一方で，睡眠中は眠りを浅くする作用もありますので，タイマーなどをうまく利用して，寝つく頃には音楽が止まるようにしたほうが良いでしょう．一方，目覚めを良くするために，元気になる好みの音楽を利用するのも効果的です.

睡眠マネジメントで夜間コールが激減

　この試みはスタッフの「夜勤をなんとかして！」から始まりました．夜間コールが鳴り続く状況が続き，スタッフには悲鳴と不満が続出していたため，睡眠マネジメントを実践してみようということになりました．これまで，不定期であった散歩を，午前 9 時半になると皆で近くの海まで約 1 時間かけて毎日実施しました．また，昼寝も不定期で長時間だったものを昼食後，30 分程度の短い昼寝に変更し，15 時にあったレクリエーションも 17 時に変更しました.

　その結果，夜間のコールは減り，レクリエーションにもスタッフが快くとり組むようになりました．特に，要介護度 2 で室内は手引き歩行，屋外は車いす使用の S 子さん（102 歳）の変化は劇的でした．以前は，夜間コール 20 回，睡眠薬の効果はなく，日中は居室で横になりウトウト・昼夜逆転状態が続いていましたが，1 か月後には夜間コールが 8 回，2 か月後には 6 回，4 か月後には 2 回と激減しました（図 3）．また，昼寝後，15 時のおやつ以降，ほぼ覚醒が維持され，生活リズムも整ってきまし

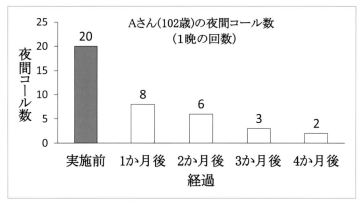

図3. 認知症高齢者への睡眠マネジメントの効果

ポイントとしては，①午前9時半から散歩，太陽光を浴びる，②15時までに
30分の昼寝，③夕方(17時頃の軽い運動)でリズムを整え，日中の適正な覚
醒を維持させること，そして夕方の居眠りを極力減らすことが重要です．

表5. 高齢者，認知症高齢者に多い睡眠障害

「むずむず脚症候群，周期性四肢運動障害」

　むずむず脚症候群では，就床時にむずむずとほてったような違和感が生じ寝つけなくなることがあります．眠れないために下肢に異常感覚があると思い込みがちですが，これは，鉄欠乏性貧血や腎不全，腎機能異常，関節リウマチがあると起こりやすくなります．

　周期性四肢運動障害は，四肢に反復性の周期的な運動を生じることが特徴であり，むずむず脚症候群の患者の8割以上が周期性四肢運動障害を併発します．

　むずむず脚症候群，周期性四肢運動障害ともに，不眠や日中の過度の眠気および抑うつを訴えることが多く，持続性の不眠と誤診されやすく，漠然と睡眠薬を投与しやすいので注意が必要です．治療にはドーパミン受容体作動薬がよく使われます．

対処法・・・カフェイン摂取の制限，禁酒，禁煙，就寝前の入浴とマッサージなどで症状が軽減する場合も多く，就寝前に脚をマッサージして筋肉を緩和させると症状が軽減します．

「レム睡眠行動障害」

　レム睡眠行動障害は，夢中遊行や夢の内容と一致して暴力を振るうなどの異常行動がみられる障害です．レム睡眠時に通常みられる筋活動の抑制機能が老化により低下し，夢のなかの行動がそのまま身体の動きとして出現してしまいます．

対処法・・・ベッドから落下したり，転倒することも多いため，ケガのないよう寝室環境に気をつけること，また一緒に寝ている人や周囲の人にも危害が及ばないような工夫や，アルコールを避けることが大切です．

「サーカディアンリズム睡眠障害」

　サーカディアンリズム睡眠障害は，生体リズムが外界のリズムにうまく同調できないことによって生じる睡眠障害です．高齢者では，極端な早寝早起きになる睡眠相前進障害や不規則睡眠・覚醒パターンが多くなります．睡眠相前進障害には，夕方の高照度光療法や散歩が有効です．不規則型睡眠・覚醒パターンは，睡眠と覚醒の時間帯が不規則になり，睡眠時間が細切れになる睡眠障害です．認知症高齢者，脳梗塞患者や長期療養患者に多発します．

対処法・・・高照度光療法の他，日中の日光浴，介入による日中の覚醒状態の確保などで生体リズムの規則性が保たれ，症状が改善する場合があります．最近では，不規則型睡眠・覚醒パターンを示す認知症患者に，日中の覚醒水準を保つための非薬物的方法を選択することが推奨されています．

た．施設全体でも夜間のコールは少なく，全くない日も月に半数くらいあります．また，イライラしていた入居者も穏やかになり笑顔が増え，生活にメリハリがつき，「〜したい！」という要望も増え，意欲の向上がみられました．睡眠マネジメントを継続することで入居者の生活リズムが整い，夜間の快眠に繋がっています．

睡眠障害のパターンとその原因と対処

高齢者や認知症高齢者に多い睡眠障害と対処法を表5に示しました．不眠以外にむずむず脚症候群，周期性四肢運動障害，レム睡眠行動障害，サーカディアンリズム睡眠障害にも注意が必要です．

睡眠障害は，認知症，うつ病と並ぶ高齢者の三大精神疾患といわれており，脳・心身の健康と密接に関係する睡眠問題の予防や改善支援は，高齢者自身，家族や介護者のQOLを考えるうえでも重要課題といえます．高齢者の睡眠障害の治療場面では認知行動療法など睡眠衛生，生活習慣の調整技術が有用であることが指摘されており，睡眠改善には，正しい知識にあわせて，実際に睡眠に重要な生活習慣を獲得・維持させていくことが重要です．

（田中秀樹）

文　献

1) Asada T, et al：Associations between retrospectively recalled napping behavior and later development of Alzheimer's disease：association with APOE genotypes. Sleep, 23：629-634, 2000.
2) 米国睡眠医学会編，日本睡眠学会診断分類委員会訳：睡眠障害国際分類第2版―診断とコードの手引き．医学書院，2012.
3) 堀　忠雄：睡眠心理学．北大路書房，2008.
4) Ooms S, et al：Effect of 1 night of total sleep deprivation on cerebrospinal fluid β-amyloid 42 in healthy middle aged men：a randomized clinical trial. JAMA Neurol, 71：971-977, 2014.
5) Mishima K, et al：Diminished melatonin secretion in the elderly caused by insufficient environmental illumination. J Clin Endocrinol Metab, 86(1)：129-134, 2001.
6) 宮崎総一郎：睡眠とは．宮崎総一郎ほか編：2-7，睡眠からみた認知症診療ハンドブック―早期診断と多角的治療アプローチ―．全日本病院出版会，2016.
7) Montgomery P, et al：A systematic review of non- pharmacological therapies for sleep problems in later life. Sleep Med Rev, 8：47-62, 2004.
8) 日本睡眠改善協議会：基礎講座　睡眠改善学．ゆまに書房，2008.
9) 日本睡眠改善協議会：応用講座　睡眠改善学．ゆまに書房，2012.
10) ネーデルガードMほか：脳から老廃物を排出　グリンパティック系．日経サイエンス，7：73-77, 2016.
11) Kryger MH, et al：Principles and practice of sleep medicine. Firth Edition. Elsevier Saunders, 2010.
12) 田中秀樹ほか：快眠とストレス緩和のため習慣づくり．田中秀樹編：285-320，高齢期の心を活かす―衣・食・住・遊・眠・美と認知症・介護予防―：ゆまに書房，2006.
13) 田中秀樹：睡眠の確保．畑　栄一ほか編：103-118，行動科学―健康づくりのための理論と応用　改訂第2版．南江堂，2009.
14) 田中秀樹：望ましい睡眠環境と夏期，冬季の対応―連載　転倒予防・QOL向上に向けた睡眠障害改善―．通所介護＆リハ，8(4)：75-79, 2010.
15) 田中秀樹：睡眠教育と不眠の認知行動療法，―連載　転倒予防・QOL向上に向けた睡眠障害改善―．通所介護＆リハ，8(2)：68-74, 2010.
16) 田中秀樹：地域での睡眠相談，―連載　転倒予防・QOL向上に向けた睡眠障害改善―．通所介護＆リハ，8(5)：87-94, 2011.
17) 田中秀樹：高齢者睡眠障害の予防と改善支援．日本臨牀，73(6)：909-915, 2015.
18) Tanaka H, et al：Sleep health, lifestyle and mental health in the Japanese elderly Ensuring sleep to promote a healthy brain and mind. J Psychosom Res, 56：465-477, 2004.
19) Tanaka H, et al：Sleep education with self-help treatment and sleep health promotion for mental and physical wellness in Japan. Review Article, Sleep Biol Rhythms, 14(1)：89-99, 2016.
20) Tamura N, et al：Effects of sleep management with self-help treatment for the Japanese elderly with chronic insomnia：a quasiexperimental study. J Behav Med, 40：659-668, 2017.
21) 田村典久ほか：重度の睡眠障害をもつ地域高齢者に対する快眠教室が，不眠，日中の眠気，QOLの改善に与える効

果．こころの健康，3(2)：28-39，2015.

22）Spira AP, et al：Self-reported sleep and β-amyloid deposition in community-dwelling older adults. JAMA Neurol, 70：1537-1543, 2013.

23）Stopa EG, et al：Pathologic evaluation of the human suprachiasmatic nucleus in severe dementia. J Neuropathol Exp Neurol, 58：29-39, 1999.

24）厚生労働科学研究・障害者対策総合研究事業ほか：睡眠薬の適正な使用と休薬のための診療療ガイドライン―出口を見据えた不眠医療マニュアル―．2013.

25）睡眠障害の診断・治療ガイドライン研究会(代表　内山　真)：非薬物療法：121-142，睡眠障害の診断・治療ガイドライン．じほう，2002.

26）Yo El SJ, et al：Sleep quality and preclinical Alzheimer disease. JAMA Neurol, 70：587-593, 2013.

巻　末

睡眠・生活リズム健康法で活用する
資料集

● ● ● ● ● ● ● ● ● ● ● ● ● ● ● ● ● ● ●

資 料 集

 睡眠教育パッケージの活用

　睡眠教育や睡眠相談を限られた時間内に効率的に行うにはどうしたら良いかと悩まれている方もおられると思います．睡眠や生活リズムの改善には，「睡眠や生活リズムの重要性」や「睡眠や生活リズムの改善に重要な知識」を理解してもらうことが大切です．さらに，その知識を行動にうつすこと，習慣としてとり入れることが重要です．つまり，改善に重要な「知識」と「習慣」を結びつける睡眠教育パッケージが重要な意味を持ちます．

　筆者らは，睡眠○×クイズ（睡眠の重要性と睡眠改善に必要な知識）とその解説，睡眠促進行動リスト（生活リズム健康法）をパッケージ化した教材パンプレットを作成し活用しています．

　本書では，巻末の資料集として，筆者らが学校や地域，企業などで睡眠講演，睡眠相談を行う際に**実際に使用している睡眠教育パッケージを各対象ごとに掲載しました**．読者の方の関わられる対象，関心に応じて，必要な睡眠教育パッケージを活用して頂ければ幸いです．

（田中　秀樹）

1. 小・中・高校生版

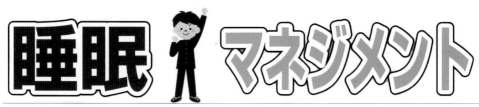

~ 生活リズム健康法 ~

（　）に、正しいと思うものには○、違うと思うものには×をつけてください。

講義前　　　　　　　　　　　　　　　　　　　　　　　　　　　　　　　　講義後

① （　） 睡眠と肥満は関係ある？　　　　　　　　　　　　　　　　　　（　）

② （　） 人間の体のリズムは24時間ではない？　　　　　　　　　　　　（　）

③ （　） 朝起きてすぐ、カーテンを開けないほうが良い？　　　　　　　（　）

④ （　） 帰宅後、夕方眠くなったら寝たほうがよい？　　　　　　　　　（　）

⑤ （　） 休日は午後まで眠るのがよい？　　　　　　　　　　　　　　　（　）

⑥ （　） 寝ているときは体温が上がっている？　　　　　　　　　　　　（　）

⑦ （　） ベッドで携帯電話をいじると良く眠れる？　　　　　　　　　　（　）

⑧ （　） 眠る前にぬるめのお風呂に入ると良く眠れる？　　　　　　　　（　）

⑨ （　） 眠れない時でも、ベッドで横になっているのが良い？　　　　　（　）

⑩ （　） 眠る前コンビニ等、明るい所へ行かないほうが良い？　　　　　（　）

※成績とは、関係ありませんので、正直に答えてください。

不眠には４つのタイプがあります！

①夜、寝つきが悪い（入眠困難）

②夜中によく目がさめる（中途覚醒）

③朝、なかなか起きられない（起床困難）**or** 早く目がさめてしまう（早朝覚醒）

④寝ているのに眠った気がしない（熟眠困難）

広島国際大学　健康科学部　心理学科　田中秀樹

睡眠と肥満（ひまん）は関係がある

睡眠の不足・・脳が休まらない
→味覚（甘み）にドンカンになる
→甘いもの、糖分（とうぶん）を多めに
とりがち→ 太る

＊ねる前の食事　夕食は寝る
2時間前までに

→　体温が上昇し寝つきにくくなる
→　消化にも悪く脂肪（しぼう）が増える

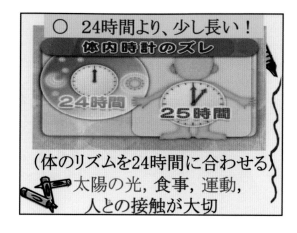

○　24時間より、少し長い！
体内時計のズレ
24時間　　25時間

（体のリズムを24時間に合わせる）
太陽の光，食事，運動，
人との接触が大切

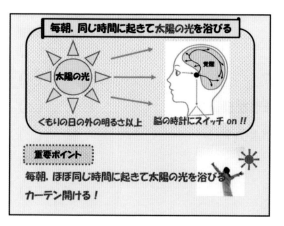

毎朝、同じ時間に起きて太陽の光を浴びる

太陽の光　→　覚醒

くもりの日の外の明るさ以上　　脳の時計にスイッチ on !!

重要ポイント

毎朝、ほぼ同じ時間に起きて太陽の光を浴びる
カーテン開ける！

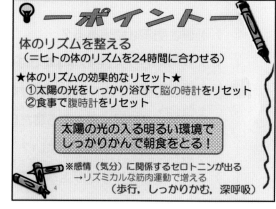

ーポイントー

体のリズムを整える
（＝ヒトの体のリズムを24時間に合わせる）

★体のリズムの効果的なリセット★
①太陽の光をしっかり浴びて脳の時計をリセット
②食事で腹時計をリセット

太陽の光の入る明るい環境で
しっかりかんで朝食をとる！

※感情（気分）に関係するセロトニンが出る
→リズミカルな筋肉運動で増える
（歩行，しっかりかむ，深呼吸）

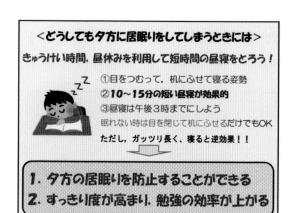

＜どうしても夕方に居眠りをしてしまうときには＞
きゅうけい時間、昼休みを利用して短時間の昼寝をとろう！

①目をつむって、机にふせて寝る姿勢
②10〜15分の短い昼寝が効果的
③昼寝は午後3時までにしよう
眠れない時は目を閉じて机にふせるだけでもOK
ただし、ガッツリ長く、寝ると逆効果！！

1. 夕方の居眠りを防止することができる
2. すっきり度が高まり、勉強の効率が上がる

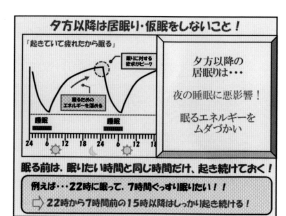

夕方以降は居眠り・仮眠をしないこと！

「起きていて疲れたから眠る」
眠りに対する
欲求がピーク
眠るための
エネルギーを溜める
睡眠　　睡眠
24　　24

夕方以降の
居眠りは・・・

夜の睡眠に悪影響！

眠るエネルギーを
ムダづかい

眠る前は、眠りたい時間と同じ時間だけ、起き続けておく！

例えば・・・22時に眠って、7時間ぐっすり眠りたい！！
⇨ 22時から7時間前の15時以降はしっかり起き続ける！

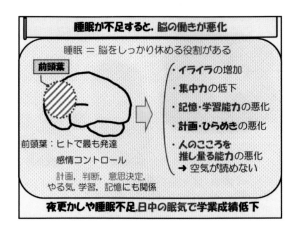

睡眠が不足すると，脳の働きが悪化

睡眠 ＝ 脳をしっかり休める役割がある

前頭葉

前頭葉：ヒトで最も発達
感情コントロール
計画，判断，意思決定，
やる気，学習，記憶にも関係

・**イライラの増加**
・**集中力の低下**
・**記憶・学習能力の悪化**
・**計画・ひらめきの悪化**
・**人のこころを
推し量る能力の悪化
→ 空気が読めない**

夜更かしや睡眠不足，日中の眠気で学業成績低下

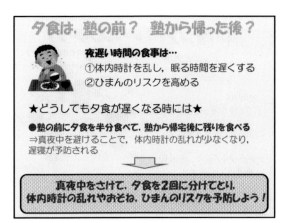

夕食は，塾の前？ 塾から帰った後？

夜遅い時間の食事は…
①体内時計を乱し，眠る時間を遅くする
②ひまんのリスクを高める

★どうしても夕食が遅くなる時には★

●塾の前に夕食を半分食べて，塾から帰宅後に残りを食べる
⇒真夜中を避けることで，体内時計の乱れが少なくなり，
遅寝が予防される

**真夜中をさけて，夕食を2回に分けてとり，
体内時計の乱れやおそね，ひまんのリスクを予防しよう！**

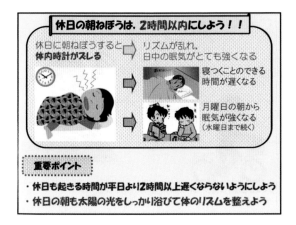

休日の朝ねぼうは，2時間以内にしよう！！

休日に朝ねぼうすると
体内時計がズレる

リズムが乱れ，
日中の眠気がとても強くなる

寝つくことのできる
時間が遅くなる

月曜日の朝から
眠気が強くなる
（水曜日まで続く）

重要ポイント

・休日も起きる時間が平日より2時間以上遅くならないようにしよう
・休日の朝も太陽の光をしっかり浴びて体のリズムを整えよう

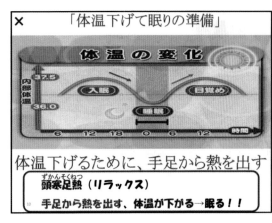

✕ **「体温下げて眠りの準備」**

体温下げるために、手足から熱を出す

頭寒足熱（リラックス）
手足から熱を出す、体温が下がる→眠る！！

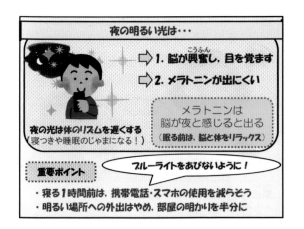

夜の明るい光は…

⇨ 1. 脳が興奮し、目を覚ます
⇨ 2. メラトニンが出にくい

メラトニンは
脳が夜と感じると出る
（眠る前は、脳と体をリラックス）

夜の光は体のリズムを遅くする
（寝つきや睡眠のじゃまになる！）

重要ポイント

ブルーライトをあびないように！

・寝る1時間前は、携帯電話・スマホの使用を減らそう
・明るい場所への外出はやめ、部屋の明かりを半分に

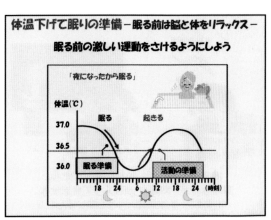

体温下げて眠りの準備 －眠る前は脳と体をリラックス－

眠る前の激しい運動をさけるようにしよう

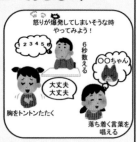

怒りをコントロールしよう！

イライラした時のための3つの方法

①深呼吸
（息を4秒で吸って6秒で吐く）

②落ち着く言葉を唱える

③腕をクロスして、自分の胸をトントンたたく

ゆっくり6秒数えるだけでもOK！

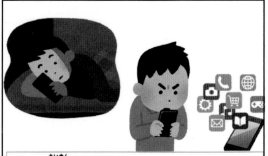

Aくんは**最近**、ゲームに夢中。
寝る前につい、ゲームをしてしまいます。
熱中しすぎて、時間を忘れることもしばしば。

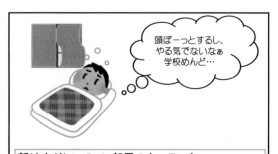

朝はまぶしいので、部屋のカーテンを
開けないようにしています。
また休日には、お昼まで寝て、平日の睡眠不足を
カバーしているようです。

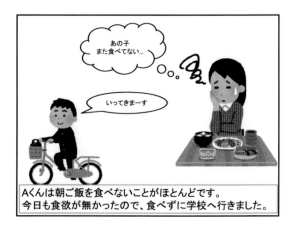

Aくんは朝ご飯を食べないことがほとんどです。
今日も食欲が無かったので、食べずに学校へ行きました。

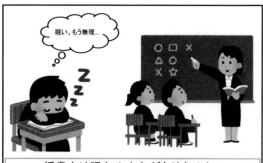

授業中は眠くてしかたがありません。
集中できず、内容が頭に入ってきません。
午後の授業は居眠りしてしまいました。

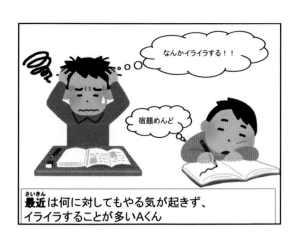

最近は何に対してもやる気が起きず、
イライラすることが多いAくん

（1）睡眠と肥満は関係がある （ ○ ）

　　睡眠が不足すると味覚が鈍感に。甘味にも鈍感になり、つい甘いものを摂りがちです。また、睡眠不足は、脳にある満腹中枢に "お腹いっぱい" と信号を送るホルモン（レプチン）を減らし、反対に空腹中枢に "お腹すいた" と信号を送るホルモン（グレリン）を増やします。これにより、「お腹空いた」と感じるため、つい食べてしまいがちになります（カロリー摂取量増加）。また、朝食を抜くと、昼、夜に食べたものが、身体を守るために脂肪としてたまりがちになります。つまり、朝食抜きのダイエットは逆効果です。しっかり寝ないと太ったり、肌が荒れたりします。

（2）人間の身体のリズムは24時間ではない （ ○ ）

　　24時間ちょうどより少し長くて、約25時間です。約１時間のずれを、私たちは自然に光、食事、運動、人との関わりなどで24時間に身体の時計を調整しています。午前中しっかり光をあびたり、ちゃんと食事したり、運動して、寝る時間、起きる時間を毎日同じに心がけることが大切です。

（3）まぶしいので、朝起きてすぐにカーテンを開けないほうが良い （ × ）

　　太陽の光を浴びることで、脳にある時計、身体のリズムが調節されます。特に午前中はなるべく太陽の光を浴びたり、朝起きたらカーテンを開けましょう。また、朝ご飯をたべることで、腹時計がセットされます。朝起きたら、太陽の光の入る明るいところ（窓際１m以内）で、しっかり噛んで朝食をとりましょう。つまり、朝はしっかりと太陽の光を浴び、朝食をきちんと摂って、生体リズムを整える必要があります。また、しっかり噛んで食べることで、心の状態もアップさせましょう。感情に関わるセロトニンは、リズム運動（よく歩き、よく噛み、深呼吸）をすることで分泌を増やすことが出来ます。

（4）帰宅後、夕方眠たくなったら寝たほうが良い （ × ）

　　夕方の居眠りは、眠れる時間を遅くし、睡眠不足につながります。また、眠るためのエネルギーを無駄使いするため、睡眠の質も悪くなり、朝の寝起きも悪くします。夕方以降は居眠りをしないように心がけましょう。夕方から就床前は、夜間眠りたい時間と同じ時間ほどしっかり覚醒し続けておくことが大切です。たとえば、夜23時から７時間しっかり眠いたい人は、23時より７時間の前の16時以降は仮眠をとらず、しっかり起き続けておく必要があります。中高生の夕方以降にとられる長い仮眠は、遅寝を促進するばかりでなく、眠りを浅くします。塾の前の仮眠は慎みましょう。どうしても眠い時は、昼休みや授業の合間を利用して夕方までの早い時間に短い仮眠をとりましょう。また、夜遅い食事は太る原因になるほか、リズムを夜型化します。塾などで夕食が遅くなる場合は、少し、先に食べておき、終わった後の食事を軽くするなどの工夫が大切です。

（5）眠りが足りなかった時は、休日に午後まで眠るのが良い （ × ）

　　普段の寝不足を解消するために、朝遅くまで寝ていると、身体のリズムを狂わせる原因となります。夜の寝つきも遅くなり、月曜日は、寝不足で体調もよくありません。休日もいったん平日と同じような時間に起き（難しい場合は、平日との差２時間以内にとどめましょう）、太陽の光の

入る明るいところ（窓際1m以内）で、しっかり噛んで朝食をとりましょう。昼間眠い時は短い昼寝をすると良いでしょう。リズムを狂わさずに、睡眠の不足を補うことがポイントです。

（6）寝ているときは体温が上がっている　（ × ）

　　人は身体の中の体温が下がるとともに眠ります。体温の下降をスムーズにするために、眠る前からリラックスをこころがけましょう。リラックスしていると手足が暖かくなって（頭寒足熱）、手足から身体の中の熱を外に出しやすくなるので、身体の奥の体温が下がりやすくなります。寝付きやすく、睡眠もよくなります。疲れたら寝れると勘違いして、寝る直前に体温を上げる激しい運動をするのはよくありません。寝苦しい夏は、風通しを良くすることや頭を冷やす工夫も効果的です。

（7）ベッドで携帯電話をいじる習慣があるとよく眠れる　（ × ）

　　眠る前に携帯電話をいじると、脳が興奮して寝付きにくくなったり、突然の着信音で目覚めたりします。携帯の音で邪魔されないように、電源を切るか、マナーモードにしましょう。寝付いて3時間くらいの睡眠が邪魔されると脳や身体の健康やお肌に大事な成長ホルモンが出にくくなります。また、眠る前にホラー小説を読んだり怖いテレビ番組を見たりすると、脳が興奮して、寝つきにくくなります。

（8）寝る前にぬるめのお風呂に入るとよく眠れる　（ ○ ）

　　眠る前に38度〜41度のぬるめのお風呂に入ると、入浴後、体温がスムーズに低下し、寝つきやすくなります。脳や身体をリラックスさせる効果もあります。

（9）眠れないときはベッドで無理に眠ろうとしないほうが良い　（ ○ ）

　　眠れないときにいつまでも横になっていると、眠れないことがストレスとなり、脳や交感神経が興奮してさらに眠れなくなります。眠たくなってから寝床へ入りましょう。

（10）寝る前は、コンビニなど明るいところへ行かないほうが良い　（ ○ ）

　　眠る前に明るいところへ行ったり、寝る直前まで強い光を浴びていると、脳が興奮し眠りにくくなります。また、明るすぎると、脳がまだ夜ではないと勘違いし、メラトニンも出にくくなります。パソコン、スマートフォンやゲーム機など画面には、ブルーライトという青くて強い光が含まれているものもあります。寝る前に強い光を浴びると、睡眠を促すメラトニンというホルモンが出にくくなり、体内時計のリズムが後ろにずれてなかなか眠りにくくなります。寝る1時間前には部屋の明かりを半分に落としたり、間接照明に切り替えるなど工夫をして、よい眠りを得るための準備をしましょう。

生活習慣チェックリスト

*（　）の中に、すでにできていることには○、頑張れば出来そうなことには△、できそうにないものには×をつけてください。

中学生対象

1. （　　）毎朝、ほぼ決まった時間に起きる
2. （　　）朝、起きたら太陽の光をしっかり浴びる
3. （　　）朝食を規則正しく毎日とる
4. （　　）帰宅後は居眠り（仮眠）をしない
5. （　　）夕食後以降、お茶、コーヒー等カフェインはさける
6. （　　）夕食後に夜食をとらない
7. （　　）ぬるめのお風呂にゆっくりつかる
8. （　　）午前０時までに寝床に入る
9. （　　）寝る前は、脳と体がリラックスできるよう心がける
10. （　　）休日も起床時刻が平日と２時間以上ずれないようにする

頑張れば出来そうなこと△の中から、改善してみようと思う目標の番号を１つ選ぼう！　☆目標１ ［　　　　　］

高校生対象

1. （　　）毎日、ほぼ決まった時刻に起きる
2. （　　）朝起きたら太陽の光をしっかり浴びる
3. （　　）朝食を規則正しく毎日とる
4. （　　）日中はできるだけ人と接し、活動的に過ごす
5. （　　）趣味や部活動などを楽しみ、活動的に過ごす
6. （　　）帰宅後は仮眠をしない
7. （　　）夕食後以降、お茶やコーヒー等カフェインの摂取を避ける
8. （　　）就寝の２時間前までに食事を終わらせる
9. （　　）夜９時以降、コンビニなどの明るいところへ外出しない
10. （　　）夕食後に夜食をとらない
11. （　　）ぬるめのお風呂にゆっくり浸かる
12. （　　）寝るときは携帯電話を枕元から離す（または電源を切る）
13. （　　）ベッドでテレビを見たり、読書をしない
14. （　　）寝るときは部屋着からパジャマ（寝間着）に着替える
15. （　　）寝室は快適な空間に工夫する
16. （　　）寝る前は、脳と身体がリラックスできるように心がける
17. （　　）就床時間が不規則にならないようにする
18. （　　）午前０時までには就寝する
19. （　　）寝床の中で悩み事をしない
20. （　　）眠たくなってから寝床に入る
21. （　　）休日も、起床時刻が平日と２時間以上ずれないようにする
22. （　　）睡眠時間が不規則にならないようにする

頑張れば出来そうなこと△の中から、改善してみようと思う目標の番号を３つ選んでください。

☆目標１ ［　　　　　］　　☆目標２ ［　　　　　］　　☆目標３ ［　　　　　］

●生活リズムのチェック！

年（男子・女子）　　　組　　　番

「できていることには○」、「できていないけれど、がんばれそうなことには△」
「できそうにないことは×」をつけましょう。

番　号	生活リズムのチェック	チェックしてみよう		
1	毎朝、ほぼ決まった時間に起きる	○	△	×
2	朝起きたら、太陽の光をあびる	○	△	×
3	朝ごはんを毎日、きちんと食べる	○	△	×
4	学校から帰って、夕方、ねない	○	△	×
5	休みの日に、朝ねぼうしない	○	△	×
6	ねむる前に、コンビニなど明るいところに行かない	○	△	×
7	ねむる前に、テレビやビデオを見ない	○	△	×
8	ねむる前に、ゲームをしない	○	△	×
9	毎ばん、ほぼ決まった時間にねる	○	△	×
10	毎日、よく体を動かす、運動する	○	△	×

△の中から、がんばってみようと思うことを1つ選んで、番号を書いてください　　　　　　　番

★○×クイズ！★

正しいと思うものには○、ちがうと思うものには×をつけてください。

① （　　） はやね、はや起き、朝ごはんは、頭や体によい？

② （　　） 朝ごはんや、朝うんちは、元気のもと？

③ （　　） しっかりねないとドジったり、ケガしやすくなる？

④ （　　） しっかりねないと頭がボーっとする？

⑤ （　　） しっかりねないと太る？

⑥ （　　） 人間の体にはリズムがある？

⑦ （　　） 朝、太陽の光をあびるとよい？

⑧ （　　） 学校から帰って、夕方、ねむくなったらねたほうがよい？

⑨ （　　） ねむりがたりなかったときは、休みの日は昼までねむるのがよい？

⑩ （　　） ねる前はコンビニなど、明るいところへ行かないほうがよい？

アンケートへのご協力、ありがとうございました。

睡眠シート

（　）年（　）組（　）番（　）　　保護者サイン：＿＿＿＿＿＿＿

○：できた　△：だいたいできた　×：できなかった

[100点満点で記入]

日付（曜日）	昨日 寝た時刻	今朝 起きた時刻	実際の睡眠時間	（昨日／今日 時刻：8 9 10 11 12 13 14 15 16 17 18 19 20 21 22 23 24 1 2 3 4 5 6 7 8）	目標	寝付きの満足度	寝起きの気分	睡眠の満足度	やる気	朝の食欲	イライラ度	怒りのコントロール
例 6月8日（水）	23:00	7:00	8:00		○	80点	62点	78点	70点	90点	20点	○
練習 月 日（ ）						点	点	点	点	点	点	
1日目 月 日（ ）						点	点	点	点	点	点	
2日目 月 日（ ）						点	点	点	点	点	点	
3日目 月 日（ ）						点	点	点	点	点	点	
4日目 月 日（ ）						点	点	点	点	点	点	
5日目 月 日（ ）						点	点	点	点	点	点	
6日目 月 日（ ）						点	点	点	点	点	点	
7日目 月 日（ ）						点	点	点	点	点	点	

【記入例】

眠っていた
眠っていた時間をぬりつぶす
昼寝もぬること

眠気があった
眠たかった時間は、ななめの線をひく

食事　排便
☆　○
食事、排便の時刻に印をつける

【目標 】

【感想 】

生活リズムチエック（中学・高校生版）

1. 夜，ふとん（ベッド）に入る時間は，だいたい何時ころですか？

学校がある日は 午前・午後 　　 時 　　 分　　　　　休みの前の日は 午前・午後 　　 時 　　 分

2. 朝，起きる時間は，だいたい何時ころですか？

学校がある日は 午前・午後 　　 時 　　 分　　　　　休みの日は 午前・午後 　　 時 　　 分

3. 睡眠時間は，だいたい何時間くらいですか？

学校がある日は 　　 時間 　　 分　　　　　休みの日は 　　 時間 　　 分

4. ふだん寝つくまで，だいたい，どのくらいですか？　　　　分くらい

5. 過去1ヶ月間，1日に，だいたいどのくらいの時間，居眠りをしていましたか？
（夕方，電車やバスで，居眠りをすることなども含めた時間）

学校がある日：　①まったくしない　②15分以下　③15〜30分　④30〜60分　⑤60〜120分　⑥120分以上

休みの日：　①まったくしない　②15分以下　③15〜30分　④30〜60分　⑤60〜120分　⑥120分以上

6. 下に書いてある質問の答えを1つだけ選んで，〇をつけて下さい。

◆ ねたりないと思うことは，ありますか？

　4. いつもある　3. よくある　2. ときどきある　1. あまりない　0. ぜんぜんない

◆ すぐイライラすることは，ありますか？

　4. いつもある　3. よくある　2. ときどきある　1. あまりない　0. ぜんぜんない

7. 朝，ご飯を食べていますか？　　　①毎日食べている　②ときどき食べている　③食べていない

8. 次の生活習慣行動について，もっとも当てはまるものを 〇，△，× から1つ選んで，【　　　】に
書いてください。

> 〇「すでにできている」，△「できていないけど，がんばればできそう」，×「ほとんどできていない」

　1. 毎朝，ほぼ決まった時刻に起きる　　　　　　　　　　　　　　　【　　　　】
　2. 朝起きたら，太陽の光をしっかりと浴びる　　　　　　　　　　　【　　　　】
　3. 朝食を規則正しく毎日とる　　　　　　　　　　　　　　　　　　【　　　　】
　4. 趣味や部活動などを楽しみ，活動的に過ごす　　　　　　　　　　【　　　　】
　5. 帰宅後は居眠り（仮眠）をしない　　　　　　　　　　　　　　　【　　　　】
　6. 夕食後以降，お茶やコーヒーなどカフェインをとらないようにする　【　　　　】
　7. 夜9時以降，コンビニなどの明るいところへ外出しない　　　　　【　　　　】
　8. 就床時刻が不規則にならないようにする　　　　　　　　　　　　【　　　　】
　9. 午前0時までに就寝する　　　　　　　　　　　　　　　　　　　【　　　　】
　10. 寝床の中で悩み事をしない　　　　　　　　　　　　　　　　　【　　　　】
　11. 休日も，起床時刻が平日と2時間以上ずれないようにする　　　【　　　　】
　12. 睡眠時間が不規則にならないようにする　　　　　　　　　　　【　　　　】

> 1〜12のうち，がんばればできそうなこと「△」の中から，改善しようと思う目標の番号を3つ選んで
> （　　　）に番号を記入して下さい。
>
> 　目標 1（　　　　　　）　　　目標 2（　　　　　　　）　　目標 3（　　　　　　）

田村・田中（2018）学校保健研究

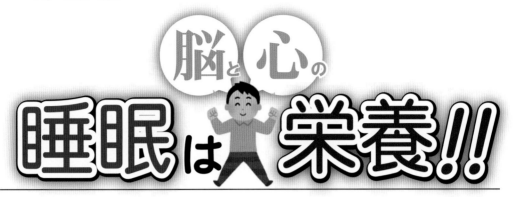

脳と心の 睡眠は栄養!!
～ 生活リズム健康法 ～

（　）に、正しいと思うものに○、違うと思うものに×をつけてください。

講義前　　　　　　　　　　　　　　　　　　　　　　　　　　講義後

① （　）　睡眠時間は8時間がちょうどよい？　　　　　　（　）

② （　）　寝ているときは体温が上がっている　　　　　　（　）

③ （　）　人間の身体のリズムは24時間ではない　　　　（　）

④ （　）　眠りが足りなかった時は，休日に午後まで眠るのが良い　（　）

⑤ （　）　寝る前は，コンビニなど明るいところへ行かない方が良い　（　）

⑥ （　）　夕方，眠たくなったら寝た方が良い　　　　　　（　）

⑦ （　）　寝る前にぬるめのお風呂に入るとよく眠れる　　（　）

⑧ （　）　寝つきが悪いときは、早めに床につくのがよい？　（　）

不眠には **4つのタイプ** があります！
①夜、寝つきが悪い（入眠困難）
②夜中によく目がさめる（途中覚醒）
③朝、なかなか起きられない（起床困難）**or** 早く目が覚めてしまう（早朝覚醒）
④寝ているのに眠った気がしない（熟眠困難）

広島国際大学　健康科学部　心理学科　田中秀樹

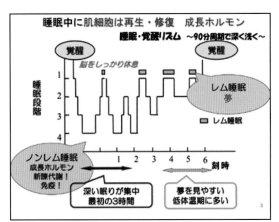

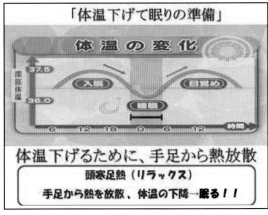

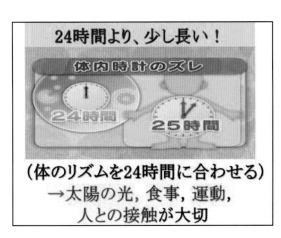

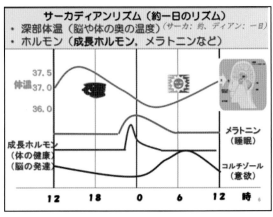

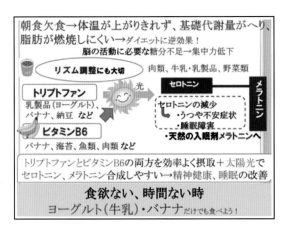

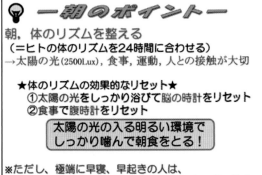

寝だめ　リズムを狂わせる原因に

休日と平日の起床時刻の差は 2時間以内に

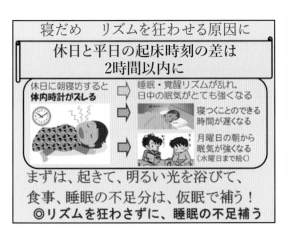

休日に朝寝坊すると **体内時計がズレる** ⇒ 睡眠・覚醒リズムが乱れ, 日中の眠気がとても強くなる

⇒ 寝つくことのできる時間が遅くなる

⇒ 月曜日の朝から眠気が強くなる（水曜日まで続く）

まずは、起きて、明るい光を浴びて、
食事、睡眠の不足分は、仮眠で補う！
◎リズムを狂わさずに、睡眠の不足補う

寝る1時間前は,部屋の明かりを少し落とす

夜の明るい光で
1)脳が興奮

2)メラトニンが出にくい

夜の光は体のリズムを遅くする
（寝つきや睡眠を妨げる！）

> メラトニンは脳が夜と感じると出る
> （眠る前は, 脳と体をリラックス）

寝る1時間前はパソコン・携帯電話・スマホ等の使用を減らす

明るい場所への外出はやめ, 部屋の明かりを半分に

ブルーライト（白色、青色LED）を控え,暖色照明、間接照明

・夕方以降は居眠り・仮眠をしないこと！

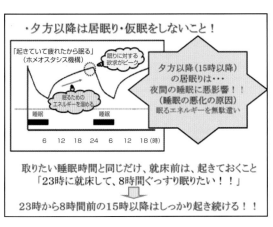

「起きていて疲れたから眠る」（ホメオスタシス機構）

眠りに対する欲求がピーク

夕方以降（15時以降）の居眠りは・・・
夜間の睡眠に悪影響！！
（睡眠の悪化の原因）
眠るエネルギーを無駄遣い

眠るためのエネルギーを溜める

取りたい睡眠時間と同じだけ、就床前は、起きておくこと
「23時に就床して、8時間ぐっすり眠りたい！！」

⇒ 23時から8時間前の15時以降はしっかり起き続ける！！

30分の短い昼寝（認知症1/5に減らす効果も）

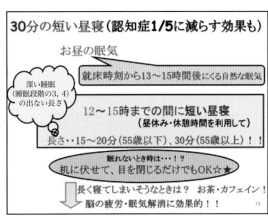

お昼の眠気

就床時刻から13〜15時間後にくる自然な眠気

深い睡眠（睡眠段階の3, 4）の出ない長さ

12〜15時までの間に短い昼寝
（昼休み・休憩時間を利用して）

長さ・・15〜20分（55歳以下）、30分（55歳以上）！！

眠れないときは・・・！？
机に伏せて、目を閉じるだけでもOK☆★

長く寝てしまいそうなときは？ お茶・カフェイン！
⇒ 脳の疲労・眠気解消に効果的！！

12

体温下げて眠りの準備−眠る前は脳と体をリラックス−
ぬるめの湯船（38〜41度）にゆっくりつかる
（寝る1−2時間前）

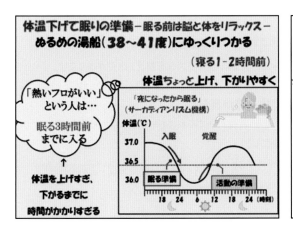

「熱いフロがいい」という人は…

眠る3時間前までに入る

↑
体温を上げすぎ、下がるまでに時間がかかりすぎる

体温ちょっと上げ、下がりやすく

「夜になったから眠る」（サーカディアン・リズム機構）

眠る準備　／　活動の準備

一夜のポイント一

・眠る前は脳と体をリラックス
・脳の興奮させる！明るい光、注意！

☆寝床で悩みごとをしない！！
　夜、疲れている時に悩んでも良い考えは浮かばない！！

⇒

「悩みごと帳」に、「明日、〇〇について考える・・・」と書き込んで、ゆっくり休みましょう！！

☆眠くなってから寝床に！眠れないときは、気分転換を！！
　眠れないのに眠ろうとすると…眠れないことがストレスに！！

音楽・香り活用！眠くなるのを待って寝床に入りましょう！！
睡眠時間、8時間にこだわらない！
カフェイン（コーヒー・栄養ドリンク剤・チョコ・コーラ）×

クイズの正解：①×、②×、③〇、④×
　　　　　　　⑤〇、⑥×、⑦〇、⑧×

もっと詳しく知りたいへのお勧めの一般書
田中秀樹著「ぐっすり眠れる3つの習慣」ベスト新書,2008年

（1）睡眠時間は8時間がちょうどよい？（×）

適正な睡眠時間は人によって異なります。大切なのは、人それぞれが自分の年齢にあった適正な睡眠時間を知ることです。

では、どうすれば自分の適正な睡眠時間を知ることができるのでしょうか。

自分にあった睡眠時間発見のコツは、翌日の頭のさえ具合、体調で判断することです。

6時間眠ったほうが7、8時間眠るより翌日、日中の眠気が強くなく、頭が冴え、体調がよければ、6時間がその人にあった睡眠時間ということになります。

つまり、適正な睡眠時間とは、翌日の体調や頭の冴えがよい長さを自分で体感することで決めるのがお勧めです。

日中に強い眠気がないかを睡眠充足の目安として、必要な睡眠時間が取れるよう、就床時刻と起床時刻について振り返ることも重要です。

（2）寝ているときは体温が上がっている（×）

人は身体の中の体温が下がるとともに眠ります。体温の下降をスムーズにするために，眠る前からリラックスをこころがけましょう。

リラックスしていると手足が暖かくなって（頭寒足熱），手足から身体の中の熱を外に出しやすくなるので，身体の奥の体温が下がりやすくなります。寝付きやすく，睡眠もよくなります。

疲れたら寝れると勘違いして，寝る直前に体温を上げる激しい運動をするのはよくありません。寝苦しい夏は，風通しを良くすることや頭を冷やす工夫も効果的です。

（3）人間の身体のリズムは24時間ではない（〇）

人間の身体のリズムは24時間ちょうどより少し長くて，約25時間です。約1時間のずれを，私たちは自然に光，食事，運動，人との関わりなどで24時間に身体の時計を調整しています。

午前中しっかり光をあびたり，ちゃんと食事したり，運動して，寝る時間，起きる時間を毎日同じに心がけることが大切です。

朝、太陽の光を浴びることで，脳にある時計，身体のリズムが調節されます。

特に午前中はなるべく太陽の光を浴びたり，朝起きたらカーテンを開けましょう。また，朝ご飯をたべることで，腹時計がセットされます。

朝起きたら，太陽の光の入る明るいところ（窓際1m以内）で，しっかり噛んで朝食をとりましょう。

つまり，朝はしっかりと太陽の光を浴び，朝食をきちんと摂って，生体リズムを整える必要があります。

（4）眠りが足りなかった時は，休日に午後まで眠るのが良い（×）

普段の寝不足を解消するために，朝遅くまで寝ていると，身体のリズムを狂わせる原因となります。夜の寝つきも遅くなり，月曜日は，寝不足で体調もよくありません。

休日もいったん平日と同じような時間に起き（難しい場合は，平日との差2時間以内にとどめましょう），太陽の光の入る明るいところ（窓際1m以内）で，しっかり噛んで朝食をとりましょう。

昼間眠い時は短い昼寝をすると良いでしょう。

リズムを狂わさずに，睡眠の不足を補うことがポイントです。

（5）寝る前は，コンビニなど明るいところへ行かない方が良い （○）

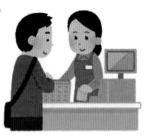

眠る前に明るいところへ行ったり、寝る直前まで、テレビ、パソコンなど明るい光を浴びると、脳の興奮が高まって、眠りにくくなります。

また、明るすぎると、脳がまだ、夜ではないと勘違いし、眠りを安定させるメラトニンというホルモンも出にくくなります。

寝る少し前には部屋の明かりを落とすなど、よい眠りを得るための準備をしましょう。

（6）夕方，眠たくなったら寝た方が良い （×）

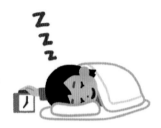

夕方の居眠りは，眠れる時間を遅くし，睡眠不足につながります。

また，眠るためのエネルギーを無駄使いするため，睡眠の質も悪くたり，朝の寝起きも悪くします。夕方以降は居眠りをしないように心がけましょう。

夕方から就床前は，夜間眠りたい時間と同じ時間ほどしっかり覚醒し続けておくことが大切です。

たとえば，夜23時から8時間しっかり眠いたい人は，23時より8時間の前の15時以降は仮眠をとらず，しっかり起き続けておく必要があります。

どうしても眠い時は，昼休みなどを利用して短い仮眠をとりましょう。

夕方の居眠りを避け，就床前の覚醒維持を確保しておくことも夜型化防止の観点から重視されています。

（7）眠る前にぬるめのお風呂に入るとよく眠れる（○）

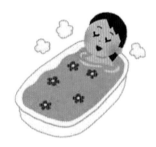

眠る前に38度〜41度のぬるめのお風呂に入ると，入浴後，体温がスムーズに低下し，寝つきやすくなります。

脳や身体をリラックスさせる効果もあります。

（8）寝つきが悪いときは、早めに床につくのがよい？（×）

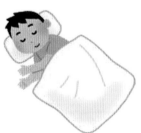

眠れないことがストレスとなり、脳や交感神経が興奮してさらに眠れなくなります。眠たくなってから寝床へ入りましょう。

寝つきが悪いとき、眠りが浅いときは、つい睡眠時間を増やしがちですが、逆に、遅寝・早起きにして睡眠時間を少し短くすると、寝つきもよく、睡眠の質も高まります。

また、普段、寝床に就く2〜3時間前の時間帯は最も寝つきにくい時間帯だと知っておくことも大切です。

普段より2〜3時間、早く寝床につくと、かえって寝つきが悪くなります。

眠れないときに無理に眠ろうとすると、脳と体の緊張を高めますので、「眠くなってから寝床に就く」ことを心がけましょう。

さぁ、1日の始まり！！

☆起床・就床時刻を規則的に

規則的な睡眠時間を確保することが、健康への第一歩！！

☆太陽の光をしっかり浴びる

太陽をしっかり浴びることで、脳にある体内リズムの時計がリセットされます。
まずは、朝起きたらカーテンを開けましょう！！

☆朝食をしっかり食べる

もう一つの体内時計のリセット方法が『朝食をきちんととる』。
しっかり噛みながら食べることで、体温を上昇させ、
脳と体がすっきりと目覚めます

感情（イライラ・不安）に関わるセロトニンは、
リズム運動（よく噛み・よく歩き・深呼吸）をすることで分泌を高めます。

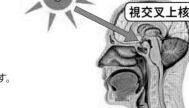

視交叉上核

～日中の過ごし方～

☆眠くなったら、15〜20分程度の短いお昼寝…

昼食後、「ウトウトしてしまった…」「眠たくて集中できない」という経験はありませんか？

そのような時は、お昼休みなどを利用して、**15〜20分程度の仮眠**をとりましょう！！
短いお昼寝は、眠気を解消するだけではなく、脳の疲労も解消させ、作業効率を高める効果があります。

そろそろ、眠る準備を始めましょう！！

☆夕方（15時）以降の居眠りは避ける

昼間の眠気退治には短いお昼寝が効果的であることを述べましたが、
逆に夕方以降（15時以降）の居眠りは夜間の睡眠に悪影響を及ぼしてしまいます。

～「夕方の居眠りが夜間の睡眠に悪影響」ってなんで？～

「**ホメオスタシス機構　起きていて疲れていたから眠る**」について簡単に説明します。
ホメオスタシス機構は、**「睡眠欲求」**とも言い換えられます。
日中にしっかり活動することで、脳内に夜眠るためのエネルギーが溜まり、眠りに対する欲求が高まっていきます。
逆に眠りにつくと、そのエネルギーが減少し、眠りに対する欲求が低くなります。
夜しっかりと眠るためには、眠る前にしっかりと起き続けることが大切です。

> ☆ 例えば …… あなたが「23時に就寝して8時間ぐっすり眠りたい！！」とすると
>
> 23時から8時間前の15時以降はしっかりと起き続ける必要があります！！

☆夕食以降はカフェイン摂取を避ける

カフェイン（コーヒー・チョコレート・栄養ドリンク剤 etc.）は
脳を覚醒させる働きがあります（若い人の覚醒作用は、3〜4時間持続）。
夕食後以降にカフェインを摂取すると、寝つきを悪くする原因になります。
カフェインが含まれていない飲み物（水・麦茶・白湯 etc.）を飲むようにしましょう。

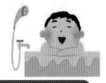

☆ぬるめのお風呂（38〜41℃）にゆっくりつかる

『人は体温の下降とともに眠り、上昇とともに目覚める』

「**サーカディアンリズム機構：夜になったから眠る**」について説明します。
サーカディアンリズム機構は体温と深い関係があります。
夜になるにつれて、脳や体内部の温度が下がって、眠る準備を始めます。

明け方に最低体温に達した後、徐々に体温が上がり始め、活動の準備を始めます。
眠る直前に熱いお風呂に入ると、体温が上がり交感神経が優位になり、スムーズな入眠を妨げます。
「熱いお風呂がいい！」という場合は、**寝る3時間前**までに入りましょう。

●　睡 眠 豆 知 識　●
朝のシャワーは熱めが効果的！！（体温が上昇して、脳と体が目覚めるため）

☆寝る前は脳と、身体をリラックス

☆寝床で悩み事をしない／眠れないときは、気分転換を！！

夜、疲れている時に悩んでも良い考えは浮かびません。
それどころか、脳が興奮してますます眠れなくなってしまいます。
そのような時は、「悩みごと帳」を作って「明日起きたら、○○について考える…」と
気になることを書き込んで、その日はゆっくりと休みましょう。

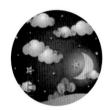

眠れない時に無理に眠ろうとしても、眠れないことがストレスになって脳が興奮！
眠れない時は、一度寝床から離れて気分転換（水を飲む・パジャマを着替える etc.）をしましょう。
そして、再び眠たくなるのを待って寝床に入るようにしましょう。

☆寝る前は部屋の明かりを落とす

夜になっても明るい光を浴びていると、脳や交感神経活動が高まり、スムーズな入眠を妨げます。
また、体が夜を感じると「メラトニン（眠りを安定させる睡眠物質）」が分泌されます。
このメラトニンという物質は、起床から14〜15時間後に分泌されますが、夜遅くまで明るい環境等に居ると、
光によってメラトニンが出にくくなり、睡眠が得られなくなります。

寝る1時間前は、パソコン・携帯電話・スマホ等の使用を減らし、明るい場所への外出は控えましょう。
ブルーライト（白色・青色LED照明）を控え、暖色照明・間接照明等で部屋の明かりを半分ほどに抑えましょう。

〜ストレスと上手に付き合っていくために〜

「ストレス」って悪いイメージ…と感じる方は非常に多いですよね？
でも、ストレスは、その人の受け取り方で「良く」も「悪く」もなります。

★マイナスからプラスへの転換（受け取め方を変えてみましょう！！）

例　私は三日坊主だ…　⇒　**三日も続いた！**

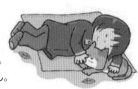

☆上手な短い昼寝のコツ　長く寝すぎてしまう時は…

① 完全に横にならず、明るい部屋でソファやいすにもたれて寝ましょう。
　横になって寝ると体温が下がり、深い眠りになりやすくなるためです。

② 緑茶やコーヒーなど、カフェインが入ったものを飲んでから昼寝しましょう。
　カフェインがききだすのに20〜30分くらいかかるので、深く眠りすぎません。

マインドフルネス瞑想法について(短縮版)

瞑想場所を選ぶ

明るすぎず、暗すぎず、適温でかつ静かな場所が望ましい。環境の変わりやすい場所は避けて、変わりにくい場所で瞑想を行うことが理想的。

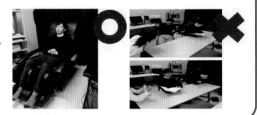

姿　勢

瞑想の姿勢はいくつもありますが、自分にとって、もっとも楽な姿勢を探すのが良い。

横たわった状態で瞑想を行い、そのまま寝てしまっても良い。

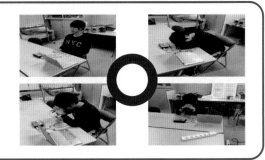

呼　吸

目を軽く閉じ、深呼吸を行う。深呼吸を行いながら、呼吸時の胸やお腹の動きを心の中で唱える。

息を吸う時はお腹や胸の様子から「膨らみ膨らみ」、吐く時の様子から「縮み縮み」と心の中で唱える。また、呼吸の回数を数える方法もあり、数え方は呼吸の回数を累積する方法でも良い。

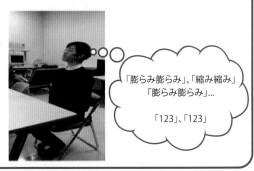

「膨らみ膨らみ」、「縮み縮み」「膨らみ膨らみ」...

「123」、「123」

気づき

呼吸中、耳で感じたもの・身体で感じたもの・頭に浮かんだ思考に対して、心の中で何度か唱える。

唱えていることの良し悪しの判断は行わず、思考を客観的に眺め、ただ受け入れる。何度か唱えた後、「戻ります」と心の中で唱えて、深呼吸に意識を戻す。

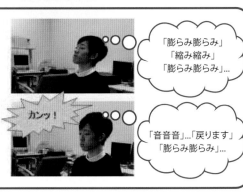

「膨らみ膨らみ」「縮み縮み」「膨らみ膨らみ」...

カンッ！

「音音音」...「戻ります」「膨らみ膨らみ」...

睡 眠 日 誌

100点満点で記入

日付(曜日)	(時刻) 午前・午後・(翌日の)午前	目標①	目標②	目標③	就床時刻	寝つき（寝付くのにかかった時間（分））	起床時刻	実際の睡眠時間	寝付きの満足度	熟眠度	寝起きの気分	朝の食欲	やる気	メモ
4/30（例）		○	△	○	23:00	30	7:00	6時間30分	80	95	60	80	80	
①　／（　）								時間　分						
②　／（　）								時間　分						
③　／（　）								時間　分						
④　／（　）								時間　分						
⑤　／（　）								時間　分						
⑥　／（　）								時間　分						
⑦　／（　）								時間　分						
⑧　／（　）								時間　分						
⑨　／（　）								時間　分						
⑩　／（　）								時間　分						
⑪　／（　）								時間　分						
⑫　／（　）								時間　分						
⑬　／（　）								時間　分						
⑭　／（　）								時間　分						

時刻目盛：午前 9 10 11 12 ／ 午後 13 14 15 16 17 18 19 20 21 22 23 24 ／ （翌日の）午前 1 2 3 4 5 6 7 8 9

目標1：
睡眠の状態や日中の気分、眠気：
気付いたこと：
目標2：
目標3：

記入の仕方

毎日の睡眠時間や目標にした習慣をチェックしてみましょう

<< 睡眠健康教育 >>

① 知識
② 睡眠の状態 → 睡眠設定
③ 目標設定
④ 睡眠日誌実践

（時刻目盛の説明）
22 23 24 1 2 3 4 5 6 7 8 （翌日の）午前

ぐっすり眠ったら、上段を黒く塗りつぶす
はっきり目が覚めていたら白いまま（眠っていない場合も）
時間は下段に矢印を記入

寝床に入った、横になった（だいたい覚えている
時間は必要ないが、だいたい覚えている
程度で記入してください

目標 目標 目標
① ② ③
○ △ ○

生活習慣チェックで
△と記入した項目から
3つの目標を選択

上欄の目標欄に目標を書き込み
毎日、達成度を○、×、△で
評価する

やる気
80

睡眠の満足度について
100点満点で評価

他に、食欲がない、体がだるい
など、気になることをメモして
おきましょう

メモ
11時に目が覚めて
1時間寝付けなかった

生活リズム健康法 —日常生活に取り入れよう—

①あなたの習慣をチェックしましょう！

*（ ）の中に、既に出来ていることには○、頑張れば出来そうなことには△、できそうにないものには×をつけてください。

1.（ ）毎朝（平日、休日ともに）、ほぼ決まった時間に起きる
2.（ ）朝食を規則正しく毎日摂る（特に、朝食はきちんと食べる）
3.（ ）朝起きたら太陽の光をしっかり浴びる
4.（ ）ほぼ毎日朝食で乳製品 or バナナ or 納豆を摂る
5.（ ）ほぼ毎日朝食で海苔 or 魚類 or 肉類を食べる
6.（ ）日中はできるだけ人と接し、活動的に過ごす
7.（ ）昼の15〜20分の仮眠を行う
8.（ ）帰宅後（15時以降）は仮眠をとらない
9.（ ）夜に30分程度の運動をする（就床2時間前までに終わらせる）
10.（ ）就寝2時間前までには夕食を済ます
11.（ ）夕食後以降、コーヒー、お茶などのカフェインの摂取を避ける
12.（ ）就床2時間前以降、コンビニやカラオケボックスなどの明るいところへ外出しない
13.（ ）ぬるめのお風呂（38〜41℃）にゆっくりつかる
14.（ ）長時間のテレビ視聴や、パソコンの使用は避ける
15.（ ）寝床でテレビを見たり勉強・読書をしない
16.（ ）寝床に入る1時間前はタバコを吸わない
17.（ ）寝床に入る1時間前には部屋の明かりを少し落とす
18.（ ）眠たくなってから寝床に入る
19.（ ）寝室は静かで適温にする
20.（ ）寝る前に脳と体がリラックス（音楽鑑賞・読書・ストレッチ）できるように心がける
21.（ ）寝る目的での飲酒を避ける
22.（ ）寝床で悩み事をしない
23.（ ）眠るときは携帯電話を枕元から離れたところに置く
24.（ ）午前0時までには就寝する
25.（ ）睡眠時間が不規則にならないようにする
26.（ ）ひとりで悩み事を抱え込まず、誰かに相談する
27.（ ）趣味の時間をつくり、気分転換をはかる
28.（ ）今までに経験したことのないスポーツを始めるなど、新しいことに挑戦する
29.（ ）目標を立てる時は、できそうなことから始める
30.（ ）「何事も完璧にしなければならない」と考えず、「8割方できたら上出来だ」と考えるようにする

☆チェックの結果は、いかがでしたか。
無理のない範囲で、少しずつ○を増やし、△や×が減るような生活習慣に変えていきましょう！

②あなたの睡眠の満足度を確認しましょう。次の質問に100点満点でお答えください。

1）寝つきの満足度は………………………………………………		点
2）熟睡の満足度は…………………………………………………		点
3）日中のすっきり度（疲労・眠気）は………………………		点

良いほうが100点で記入

☆生活習慣の改善と合わせて、満足度がどう変化しているかについて時々振り返りましょう！

◎生活改善のために〜あなたの行動改善の目標を決めましょう。

①のチェックリストで、△（頑張れば出来そうなこと）の中から3つほど、自分で改善しようと思う目標を選び、番号で記入してください。

☆目標1   ☆目標2   ☆目標3

☆生活の中で実践できそうなものを選び日誌やカレンダーに達成できたか記録（○、×）しましょう！

巻末 睡眠・生活リズム健康法で活用する資料集

3. 熟年世代・交代制勤務者（看護師）版

> 「2. 成人版」の下記ページの
> 資料も併せてご活用下さい.
> **p. 134, 135, 138〜141**

脳と心の 睡眠は 栄養!!

〜 生活リズム健康法 〜

（ ）に、正しいと思うものに○、
**　　　　　違うと思うものに×をつけてください。**

講義前　　　　　　　　　　　　　　　　　　　　　　　　　　　　　講義後

① （　　） 寝ているときは体温が上がっている　　　　　　　　　　（　　）

② （　　） 起きてすぐにカーテンを開けない方が良い　　　　　　　（　　）

③ （　　） 夕方，眠たくなったら寝た方が良い　　　　　　　　　　（　　）

④ （　　） 眠りが足りなかった時は，休日に午後まで眠るのが良い　（　　）

⑤ （　　） 寝る前は，コンビニなど明るいところへ行かない方が良い（　　）

⑥ （　　） 睡眠時間は8時間がちょうどよい？　　　　　　　　　　（　　）

不眠には **4つのタイプ** があります！

①夜、寝つきが悪い（入眠困難）

②夜中によく目がさめる（途中覚醒）

③朝、なかなか起きられない（起床困難）**or** 早く目が覚めてしまう（早朝覚醒）

④寝ているのに眠った気がしない（熟眠困難）

広島国際大学　健康科学部　心理学科　田中秀樹

（１） 寝ているときは体温が上がっている（×）

人は身体の中の体温が下がるとともに眠ります。体温の下降をスムーズにするために, 眠る前からリラックスをこころがけましょう。

リラックスしていると手足が暖かくなって（頭寒足熱）, 手足から身体の中の熱を外に出しやすくなるので, 身体の奥の体温が下がりやすくなります。寝付きやすく, 睡眠もよくなります。

疲れたら寝れると勘違いして, 寝る直前に体温を上げる激しい運動をするのはよくありません。

（２） 起きてすぐにカーテンを開けない方が良い（×）

人間の身体のリズムは24時間ちょうどより少し長くて,約25時間です。

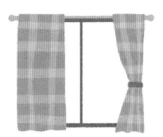

約１時間のずれを, 私たちは自然に光, 食事, 運動, 人との関わりなどで24時間に身体の時計を調整しています。

午前中しっかり光をあびたり, ちゃんと食事したり, 運動して, 寝る時間, 起きる時間を毎日同じに心がけることが大切です。

朝, 太陽の光を浴びることで, 脳にある時計, 身体のリズムが調節されます。特に午前中はなるべく太陽の光を浴びたり, 朝起きたらカーテンを開けましょう。また, 朝ご飯をたべることで, 腹時計がセットされます。

朝起きたら, 太陽の光の入る明るいところ（窓際１m以内）で, しっかり噛んで朝食をとりましょう。つまり, 朝はしっかりと太陽の光を浴び, 朝食をきちんと摂って, 生体リズムを整える必要があります。

（３） 夕方, 眠たくなったら寝た方が良い （×）

夕方の居眠りは, 眠れる時間を遅くし, 睡眠不足につながります。

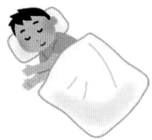

また, 眠るためのエネルギーを無駄使いするため, 睡眠の質も悪くなり, 朝の寝起きも悪くします。

夕方以降は居眠りをしないように心がけましょう。

夕方から就床前は, 夜間眠りたい時間と同じ時間ほどしっかり覚醒し続けておくことが大切です。

たとえば, 夜23時から8時間しっかり眠りたい人は, 23時より8時間の前の15時以降は仮眠をとらず, しっかり起き続けておく必要があります。

どうしても眠い時は, 昼休みなどの合間を利用して短い仮眠をとりましょう。

夕方の居眠りを避け, 就床前の覚醒維持を確保しておくことも夜型化防止の観点から重視されています。

（4）眠りが足りなかった時は，休日に午後まで眠るのが良い （×）

普段の寝不足を解消するために，朝遅くまで寝ていると，身体のリズムを狂わせる原因となります。夜の寝つきも遅くなり，月曜日は，寝不足で体調もよくありません。

休日もいったん平日と同じような時間に起き（難しい場合は，平日との差2時間以内にとどめましょう），太陽の光の入る明るいところ（窓際1m以内）で，しっかり噛んで朝食をとりましょう。

昼間眠い時は短い昼寝をすると良いでしょう。リズムを狂わさずに，睡眠の不足を補うことがポイントです。

（5）寝る前は，コンビニなど明るいところへ行かない方が良い （〇）

眠る前に明るいところへ行ったり、寝る直前まで、テレビ、パソコンなど明るい光を浴びると、脳の興奮が高まって、眠りにくくなります。

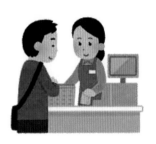

また、明るすぎると、脳がまだ、夜ではないと勘違いし、眠りを安定させるメラトニンというホルモンも出にくくなります。

パソコン・携帯電話・スマホなどから出る光、ブルーライト（白色、青色LED）は、メラトニンを出しにくくしますので、なるべく控え、暖色照明、間接照明をうまく活用しましょう。

寝る1時間前は，部屋の明かりを少し落とす、間接照明に切り替え、ブルーライトカットフィルムやメガネの活用など、脳に夜と感じさせるの工夫で、メラトニンの出やすい環境を整えましょう。

（6）睡眠時間は8時間がちょうどよい？ （×）

適正な睡眠時間は人によって異なります。大切なのは、人それぞれが自分の年齢にあった適正な睡眠時間を知ることです。

では、どうすれば自分の適正な睡眠時間を知ることができるのでしょうか。

自分にあった睡眠時間発見のコツは、翌日の頭のさえ具合、体調で判断することです。

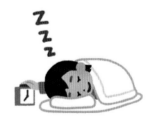

6時間眠ったほうが7、8時間眠るより翌日、日中の眠気が強くなく、頭が冴え、体調がよければ、6時間がその人にあった睡眠時間ということになります。

つまり、適正な睡眠時間とは、翌日の体調や頭の冴えがよい長さを自分で体感することで決めるのがお勧めです。

日中に強い眠気がないかを睡眠充足の目安として、必要な睡眠時間が取れるよう、就床時刻と起床時刻について振り返ることも重要です。

ストレス緩和のためのポイント

① 1人で抱え込まない。誰かに悩みを打ち明ける。
② 完璧主義を捨てる。何事も腹八分目が大切。
③ 目標の立て方を考え直す。
④ 休養と睡眠をとる。時間の有効活用。
⑤ 笑う、ユーモアを持つ。
⑥ 整理し忘れる。マイナス経験をプラスに。

──────── 持続的なストレスが一番良くない ────────

快眠のための過ごし方

生活にメリハリを！

朝

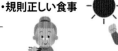
・決まった時間に起床
・太陽の光を浴びる
・規則正しい食事

※朝に太陽の光をしっかり浴びるとからだのリズムが調整されます。

昼

・昼寝
（午後1～3時の間で30分以内。認知症予防にも効果的）
・クラブや趣味、家事などを楽しむところ
・明るいところで過ごす

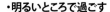
※楽しい笑いのひとときを。笑いは脳を活性化させ、免疫力を向上させます。

夕方

・軽い運動
（午後5時頃）

☆夕食から入眠まで居眠りしないこと！

夜

・脳と心身をリラックスさせて（こころが落ち着く音楽などを）
・お風呂はぬるめに
・アルコール・カフェインは避けて（お酒は晩酌程度に）
・寝床で悩み事を考えない

（ミルク）

体温の状況
（朝）上昇を始める
（昼）上昇中
（夕方）最も高くなる
（夜）下降を始める

枕の選び方のポイント

S字 5度

【大きさ】…左右に寝返りがうてる頭3個分の大きさ
【柔らかさ】…顔が沈み込まない柔らかさ
【高さ】…S字カーブの高さ（後頭部・首～敷布団の距離）
○理想的なかたち○

5度

頚椎弧の深さ（1～6cm）
※ 頚椎（けいつい）……頭を支える7つの首の骨
☆肩口からの角度は15度、枕をぴったりとフィットさせる

・高すぎる枕…呼吸器官圧迫、気道が狭まり大きなイビキ、肩こりに！
・低すぎる枕…頭に血が昇り、内臓への負担も増大するので注意を！

快眠の条件

・体温下降
・頭寒足熱（手足からの熱放散）
・基本的生活習慣の確保
・脳が興奮していないこと

◎交代勤務者の睡眠マネジメント
1. 夜勤前の準備…予防的仮眠　光の活用
2. 夜勤明けの対処法…帰宅時の光を避ける。サングラス、帽子着用

週半分以上共通する睡眠時間帯（例:午前1時～5時）取得
起床時刻あるいは就床時刻を揃える工夫
睡眠不足を短時間仮眠で補う

【アンカー睡眠の工夫】

4時間は同時間帯に睡眠確保することでリズムのばらつきを防ぐ
少なくとも週の半分は、同じ時間帯に寝れるよう工夫

	8:00	12:00	16:00	20:00	24:00	4:00	8:00
1日目 通常勤務		仕事			睡眠		
2日目 夜勤			睡眠	仕事			
一般的な夜勤明けの回復睡眠のとり方の例	睡眠				睡眠		
アンカー睡眠を意識した回復睡眠のとり方の例	睡眠				アンカー睡眠		

アンカー睡眠の設定ルール
夜の睡眠時間帯に極力4時間はまとまった睡眠をとる
日中の仮眠は、アンカー睡眠が4時間とれるよう、時間帯、長さに配慮
夜勤明けの回復睡眠のとり方を例としたアンカー睡眠の例

福寿体操
健康・長寿を願って名づけられました。

５つの留意点

- 自分の柔軟の度合いに合わせる
- はずみ・反動をつけない
- 決して息を止めない
- 一つの体操に10カウント以上
- 継続することがなにより大切

決して無理しない。
だんだんと伸ばせる範囲を増やしましょう。

「じわ～っ」と伸ばす感じです。
心地よい張りを感じながらおこないましょう。

体操に集中して忘れがち、体操全体を通し
深くゆったりとした呼吸を心がけましょう。

短すぎず、体操一つ一つ丁寧にゆっくり
おこないましょう。

まずは、がんばって１か月！
生活の中に自然に取り入れていきましょう。

１．首回りをほぐす（肩痛予防その１）

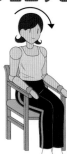

1. ゆっくりと首を前に倒す

2. 倒したまま、深く、
   ゆっくりとした呼吸で、
   数をかぞえる

3. 前後、左右、それぞれおこない、
   首回りの緊張を和らげる

２．肩回りを鍛える（肩痛予防その２）

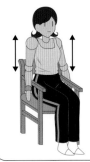

1. 腕の力を抜いて、
   両脇にだらんとおろす
   （腕の重さをおもりにする感じで）

2. 肩の筋肉で挙げることを意識して
   肩をゆっくりとすぼめる

3. 十分、すぼめたら
   「すとんっ！」と腕をおとし
   これを繰り返す。

３．肩回りをほぐす（肩痛予防その３）

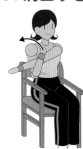

1. 片方の腕を前にまっすぐのばす

2. 伸ばした腕のひじの辺りを、
   もう片方の手で
   胸に引き寄せる

3. 肩の前、体のわきの部分が
   張った感じをつかんだまま
   ゆっくりと数をかぞえる

● 腕を交代し、両方おこなう

４．手首・ひじ・腕全体をほぐす

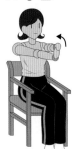

1. 片方の腕をまっすぐのばす

2. 伸ばした腕の指先を
   もう片方の手でつまむ

3. ゆっくりと手前に引き寄せていき
   腕が張った感じをつかんだまま
   ゆっくり数をかぞえる

● 腕を交代し、両方おこなう

５．胸反らしで上半身の緊張を和らげる

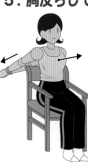

1. 両手を、うしろで組む

2. 胸を前方に、ゆっくり張り出す

3. 組んだ腕を、後方に引いて
   さらに胸を反らす

4. 胸が張った感じをつかんだまま
   ゆっくりかぞえる

● 腕を交代し、両方おこなう

６．押し合いっこで胸の筋肉を刺激する

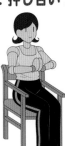

1. 腕の前で手のひらを合わせる

2. 息をはきながら、手と手で
   押し合いっこをする

   ※決して息を止めて
   おこなってはいけない

3. ほどよく力を加えたら
   息を吸いながらゆるめる

● これを繰り返す「ぎゅ～っ、ぎゅ～っ」と
  胸の筋肉を意識して押し合いっこをする

7. イスを利用して背中伸ばしをする

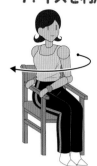

1. イスの片側を両手でつかむ

2. 下半身は、しっかり正面に固定し
   動かさないようにする

3. 両手でつかんだ側にゆっくりと
   上半身をひねる
   （まうしろを向いて行く感じで）

4. 背中が張っている感じをつかみ
   ゆっくりと数をかぞえる

● つづけて、反対側もおこなう

8. つまさき、かかとで足全体をのばす

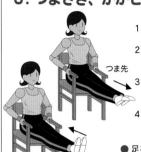

1. イスの両側をつかむ

2. 両足をまっすぐに合わせて
   床から持ち上げる

3.「1」でつま先を前に伸ばし
   「2」でかかとを前に突き出す

4.「1（つま先）、2（かかと）〜」
   と交互に繰り返す

● 足を伸ばすと同時に、
  それを支える腹筋も鍛えられる

9. 足指握りで脳を活性化する

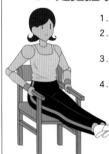

1. イスの横を、両手でつかむ

2. 両足をまっすぐに合わせてそろえ
   床から持ち上げる

3.「1」で「ぎゅっ」と、足の指を握り
   「2」で「ぱっ」と、足の指をひらく

4. ほどよく、交互に繰り返す

ぎゅっと握る　　ぱっとひらく

10. もも上げで足の筋肉を鍛える
（転倒防止その1）

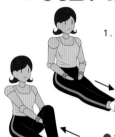

1.「1」で、太ももをしっかり胸に
   引き上げ
   「2」で、前方にしっかりと伸ばし
   「3」で、また胸に引き寄せ
   「4」で、降ろす

2. これを片方の足で
   連続して繰り返す

● つづけて、反対の足をおこなう

11. 前曲げで腰回りをほぐす
（腰痛防止その1）

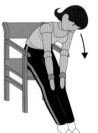

1. 両足を前にそろえて伸ばす

2. 膝をできるだけ
   曲げないようにしながら
   前方へゆっくりとかがむ

3. 深く、ゆっくりとした
   呼吸を心がけながら
   数をかぞえる

● 急ぎすぎず、ゆっくりとおこなう

12. 脚組みで腰回りをほぐす
（腰痛防止その3）

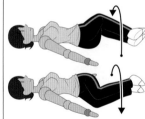

1. 両足をそろえて
   直角（90度）に立てる

2. 上半身をなるべく
   固定したまま、ゆっくり
   と左（右）へたおす

3. 左右にリズムよく、
   ほどよく振ってほぐす

● 急ぎすぎず、ゆっくりとおこなう

13. 膝締めで膝痛を防止する

1. 両手でにぎりこぶしを作る

2. 両足を上げて開き、開いた足の間に、にぎりこぶしをはさむ

3. 足（うちまた）の力で、にぎりこぶしを締める

4.「ぎゅーっ、ぎゅーっ」と繰り返し締める

内股のちからで、
押し合いっこをする

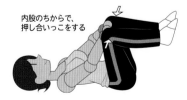

14. 腹式呼吸をしてリラックスする

おなかに手をあて、筋肉の動きを意識しながら、深く、
ゆっくりとした呼吸をする

息をはく　　　　　　　　息を吸う

お腹を　　　　　　　　　お腹を
しほませる→　　　　　　ふくらませる→

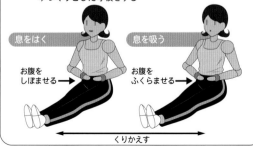

くりかえす

高齢者の多い睡眠障害と対処法

「むずむず脚症候群, 周期性四肢運動障害」

むずむず脚症候群では, 就床時にむずむずとほてったような違和感が生じ寝つけなくなることがあります。眠れないために下肢に異常感覚があると思い込みがちですが, これは, 鉄欠乏性貧血や腎不全, 腎機能異常, 関節リウマチがあると起こりやすくなります。

不眠や日中の過度の眠気および抑うつを訴えることが多く, 持続性の不眠と誤診されやすく, 漠然と睡眠薬を投与しやすいので注意が必要です。治療には、ドーパミン受容体作動薬がよく使われます。

> 対処法・・・カフェイン摂取の制限, 禁酒、禁煙、就寝前の入浴とマッサージなどで症状が軽減する場合も多く、就寝前に脚をマッサージして筋肉を緩和させると症状が軽減します。

「レム睡眠行動障害」

レム睡眠行動障害で, 夢中遊行や夢の内容と一致して暴力を振るうなどの異常行動がみられる障害です。レム睡眠時に通常みられる筋活動の抑制機能が老化により低下し, 夢の中の行動がそのまま身体の動きとして出現してしまいます。

> 対処法・・・ベッドから落下したり, 転倒することも多いため, ケガのないよう寝室環境に気をつけること, また, 一緒に寝ている人や周囲の人にも危害が及ばないような工夫やアルコールを避けることが大切です。

「概日リズム睡眠障害」

概日リズム睡眠障害は, 生体リズムが外界のリズムにうまく同調できないことによって生じる睡眠障害です。高齢者では, 極端な早寝早起きになる睡眠相前進障害や不規則睡眠・覚醒パターンが多くなります。睡眠相前進障害には, 夕方の高照度光療法や散歩が有効です。不規則型睡眠・覚醒パターンは, 睡眠と覚醒の時間帯が不規則になり, 睡眠時間が細切れになる睡眠障害です。認知症高齢者, 脳梗塞患者や長期療養患者に多発します。

> 対処法・・・高照度光療法のほか, 日中の日光浴, 介入による日中の覚醒状態の確保などで生体リズムの規則性が保たれ, 症状が改善する場合があります。最近では, 不規則型睡眠・覚醒パターンを示す認知症患者に, 日中の覚醒水準を保つための非薬物的方法を選択することが推奨されています。

「睡眠時呼吸障害」

睡眠時呼吸障害は, 睡眠中頻回に呼吸停止が起こる疾患で, 気道の閉塞によるタイプ(閉塞性)と呼吸運動そのものが停止するタイプ(中枢性)に大きく分けられます。閉塞性睡眠時無呼吸症候群は, 睡眠中に上部気道の閉塞により呼吸が停止し, 動脈血酸素飽和度の低下が反復して起こり頻回に睡眠が妨害される症状群で, 日中の過度の眠気, 不眠とともに特徴的ないびきを主症状とします。高齢者では, 閉塞性と中枢性の併存が多いです。

> 対処法・・・食事療法、運動療法

生活リズム健康法　〜日常生活に取り入れよう〜
熟年用

①あなたの習慣をチェックしましょう！

※（　）の中にすでにできていることを○、頑張れば出来そうなことには△できそうにないものには×をつけてください。

1.（　）毎朝ほぼ決まった時間に起きる
2.（　）朝食は、良く噛みながら毎朝食べる
3.（　）午前中に太陽の光をしっかりと浴びる
4.（　）日中はできるだけ人と会う
5.（　）日中はたくさん歩いて活動的に過ごす
6.（　）趣味などを楽しむ
7.（　）日中は太陽の光にあたる
8.（　）昼食後から午後3時の間で、30分以内の昼寝
9.（　）夕方に軽い運動や、体操や散歩をする
10.（　）夕方以降は居眠りをしない
11.（　）夕食以降、コーヒー、お茶等を飲まない
12.（　）寝床につく1時間前はタバコを吸わない
13.（　）寝床に入る1時間前には部屋の明かりを少し落とす
14.（　）ぬるめのお風呂にゆっくりつかる

15.（　）寝床でテレビを見たり、仕事をしない
16.（　）寝床は静かで適温にする
17.（　）寝る前に、リラックス体操（腹式呼吸）を行う
18.（　）寝るために、お酒を飲まない
19.（　）寝床で悩み事をしない
20.（　）眠くなってから寝床に入る
21.（　）8時間睡眠にこだわらず、自分に合った睡眠時間を規則的に守る
22.（　）睡眠時間帯が不規則にならないようにする
23.（　）たくさん文字を書き、新聞や雑誌など、読み物を音読する
24.（　）1日1回は腹の底から笑うようにする
25.（　）いつもと違う道を通ったり、料理を作るなど、新しいことに挑戦する

☆チェックの結果は、いかがでしたか？
無理のない範囲で、少しずつ○を増やし、△や×が減るような生活習慣に変えていきましょう！

②あなたの睡眠の満足度を確認しましょう。次の質問に100点満点でお答えください。

1.寝つきの満足度は・・・・・・・・・・・・・・・・・・・・・・・・・・・・・・・・　　　　点
2.熟眠の満足度は・・・・・・・・・・・・・・・・・・・・・・・・・・・・・・・・・・　　　　点
3.日中のすっきり度（疲労・眠気）は・・・・・・・・・・・・・・・・・・・・・・　　　　点

良いほうが100点で記入

☆生活習慣の改善と合わせて、満足度がどう変化しているかについて時々振り返りましょう！

◎生活改善のために〜あなたの行動改善の目標を決めましょう。

①のチェックリストで、△（頑張ればできそうなこと）の中から3つほど、自分で改善しようと思う目標を選び番号を記入してください。

☆目標1 [　　　]　　☆目標2 [　　　]　　☆目標3 [　　　]

☆生活の中で実践できそうなものを選び日誌やカレンダーに達成できたか記録（○、×）しましょう！

自分でできる☆リラクセーション法

リラクセーション法とは？

人は不安などのストレスを感じている時,
心臓がドキドキしたり,肩に力が入ったり
するなど身体も緊張しています。
これを「心身相関」といいます。
リラクセーション法は,この心身相関と
いう現象を上手く使って,不安や緊張を
やわらげる方法です。

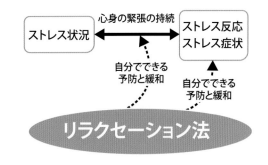

リラックスするための姿勢作り

① 時計やネクタイなど身体を締め付ける物を外して,楽な姿勢で座ります。
② 腕はひざの上に置くか,体の横におろしてください。楽な姿勢で結構です。
③ 目を軽く閉じてください。

リラックスするためのミニ弛緩法

① ため息をつくように,一度息を口から全部はいてください。
② おなかを膨らませながら,鼻から息を吸い込みます(3秒)。
　一緒に肩を持ちあげて,肩と首を緊張させましょう。
③ 息を止めてください(2秒)。
④ おなかをへこませながら,**口から細く長く少しずつ吐いていきます(6秒)**。
一緒に,肩の力も一気に抜きます。
⑤ ②から④を3回ぐらい繰り返します。
⑥ 今度は肩を下ろしたまま,②から④をさらに何回か繰り返します。
⑦ リラックスできたと感じたら,目を開けます。

リラックスするためのコツ

・リラックスしようと頑張るのではなく,鼻から入って,口から出ていく空気の流れや
　肩の感覚に,なんとなく注意を向けましょう。
・息を吐ききったら,「少しだけ鼻から吸う⇒軽く止める⇒口から細く長く吐く」を
　自分のペースで繰り返しましょう。
・目を開けた後,手をぎゅっと握って,両肘を脇腹に引きつけ,両腕を強く曲げます。
　次に両方の手を,勢いよく前に突き出しましょう。これを3回繰り返してください。

これでリラクセーションは終了です。
練習をすることでリラクセーション法は上達するので,日常的に続けましょう。

看護師のための習慣チェック

①あなたの習慣をチェックしましょう！

※（　）の中にすでにできていることを○、頑張れば出来そうなことには△できそうにないものには×をつけてください。

1.（　）完璧主義を捨てる(なにごとも腹八分目)
2.（　）太陽の日の入る明るい所でしっかり噛んで朝食をとる
3.（　）1人で悩み事を抱えず誰かに相談する
4.（　）疲れたら休む
5.（　）嫌なことをプラス思考に転換させる
6.（　）自分の時間・好きなことをして過ごす時間を持つ
7.（　）気晴らしにお酒は飲まない
8.（　）寝るためにアルコールや薬に頼らない
9.（　）自分なりのリラックス法を持つ
10.（　）毎朝(平日・休日とも)、ほぼ決まった時間に起床する
11.（　）寝る前にインターネット・メールをしない
12.（　）寝る前に考え事をしない
13.（　）軽い運動・散歩をしてリフレッシュする
14.（　）朝起きたら、太陽の光をしっかり浴びる
15.（　）夜勤後(帰り道など)に、日光を浴びすぎない(サングラスをかけるなど)
16.（　）就寝前に、お茶などのカフェイン・タバコなどの刺激物をとらない
17.（　）眠りが浅いときは、遅寝・早起きにする
18.（　）20分程度の短い仮眠で睡眠不足を補う
19.（　）仕事前に仮眠をとる
20.（　）寝だめをしない
21.（　）寝る前には脳と身体がリラックスできるように心がける
22.（　）寝る前にぬるま湯につかる
23.（　）起きて熱いシャワーを浴びる
24.（　）寝床に入る1時間前には、部屋の明かりを少し落とす
25.（　）日中はできるだけ人と接触し、活動的に過ごす
26.（　）就寝2時間前までに食事をすます
27.（　）眠くなってから寝床に入る
28.（　）寝室は静かで適温にする
29.（　）目標を立てるときは、できそうなことから始める
30.（　）笑うこと、ユーモアをもつことに心がける

☆チェックの結果は、いかがでしたか？
無理のない範囲で、少しずつ○を増やし、△や×が減るような生活習慣に変えていきましょう！

②あなたの睡眠の満足度を確認しましょう。次の質問に100点満点でお答えください。

1.寝つきの満足度は・・・・・・・・・・・・・・・・・・・・・・・・・・・・・・　　　　点
2.熟眠の満足度は・・・・・・・・・・・・・・・・・・・・・・・・・・・・・・・・　　　　点
3.日中のすっきり度(疲労・眠気)は・・・・・・・・・・・・・・・・・・・　　　　点

良いほうが100点で記入

☆生活習慣の改善と合わせて、満足度がどう変化しているかについて時々振り返りましょう！

◎生活改善のために〜あなたの行動改善の目標を決めましょう。

①のチェックリストで、△(頑張ればできそうなこと)の中から3つほど、自分で改善しようと思う目標を選び番号を記入してください。

☆目標1　　　　　　☆目標2　　　　　　☆目標3

☆生活の中で実践できそうなものを選び日誌やカレンダーに達成できたか記録(○、×)しましょう！

本パンフレットは平成28年度広島県医療・福祉課題解決に向けたデバイス開発パイロット事業の一環として制作致しました。

4. 周産期版

プレママ・プレパパのための

快眠レシピ

（　）に、正しいと思うものには○、違うと思うものには×をつけてください。

講義前　　　　　　　　　　　　　　　　　　　　　　　　　　　　　　　　講義後

（　　）Q1.　妊娠したら、眠りにくくなる人が多い？　　　　　　　　　　（　　）

（　　）Q2.　よい眠りは肌を元気にする？　　　　　　　　　　　　　　　（　　）

（　　）Q3.　寝ているときは体温（深部）が上がっている？　　　　　　　（　　）

（　　）Q4.　人間の体のリズムは24時間ではない？　　　　　　　　　　　（　　）

（　　）Q5.　食欲がない時は、朝ごはんを無理に食べなくても良い　　　　（　　）

（　　）Q6.　眠りが足りなかった時は、休日は午後まで眠るのがよい　　　（　　）

（　　）Q7.　夕方眠くなったら寝た方が良い　　　　　　　　　　　　　　（　　）

（　　）Q8.　眠る前にぬるめのお風呂に入るとよく眠れる？　　　　　　　（　　）

（　　）Q9.　ベッドで携帯電話をいじるとよく眠れる？　　　　　　　　　（　　）

（　　）Q10. 寝つきが悪いときは、早めに床につくのがよい？　　　　　　（　　）

不眠には４つのタイプがあります！

①夜、寝つきが悪い（入眠困難）
②夜中によく目がさめる（中途覚醒）
③朝、なかなか起きられない（起床困難）**or** 早く目がさめてしまう（早朝覚醒）
④寝ているのに眠った気がしない（熟眠困難）

広島国際大学　健康科学部　心理学科　田中秀樹・渡辺綾子

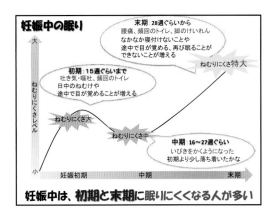

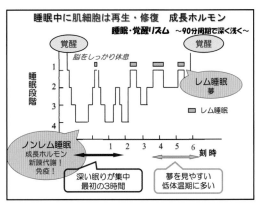

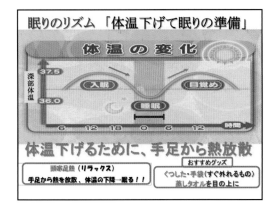

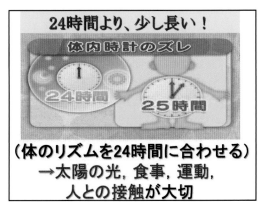

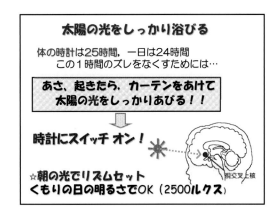

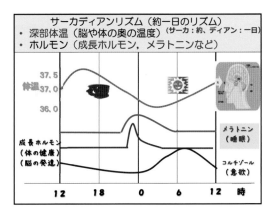

赤ちゃんのリズム発達

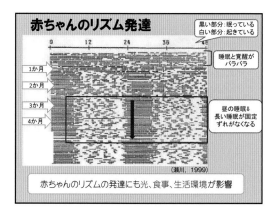

黒い部分：眠っている
白い部分：起きている

睡眠と覚醒が
バラバラ

昼の睡眠↓
長い睡眠が固定
ずれがなくなる

(瀬川, 1999)

赤ちゃんのリズムの発達にも光、食事、生活環境が影響

◆朝食欠食⇒体温上がりきらず、基礎代謝↓
脂肪が燃焼しにくい→ダイエットに逆効果

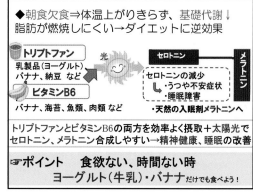

トリプトファン
乳製品（ヨーグルト）
バナナ、納豆 など

ビタミンB6
バナナ、海苔、魚類、肉類 など

光

セロトニン → メラトニン

セロトニンの減少
・うつや不安症状
・睡眠障害
・天然の入眠剤メラトニンへ

トリプトファンとビタミンB6の両方を効率よく摂取＋太陽光で
セロトニン、メラトニン合成しやすい→精神健康、睡眠の改善

☞ポイント　食欲ない、時間ない時
ヨーグルト（牛乳）・バナナだけでも食べよう！

―朝のポイント―

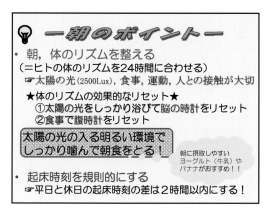

- 朝、体のリズムを整える
（＝ヒトの体のリズムを24時間に合わせる）
　☞太陽の光(2500Lux)、食事、運動、人との接触が大切

★体のリズムの効果的なリセット★
①太陽の光をしっかり浴びて脳の時計をリセット
②食事で腹時計をリセット

太陽の光の入る明るい環境で
しっかり噛んで朝食をとる！

朝に摂取しやすい
ヨーグルト（牛乳）や
バナナがおすすめ！！

- 起床時刻を規則的にする
　☞平日と休日の起床時刻の差は2時間以内にする！

寝だめ　リズムを狂わせる原因に

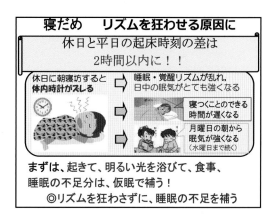

休日と平日の起床時刻の差は
2時間以内に！！

休日に朝寝坊すると
体内時計がズレる

⇒ 睡眠・覚醒リズムが乱れ、
日中の眠気がとても強くなる

⇒ 寝つくことのできる
時間が遅くなる

⇒ 月曜日の朝から
眠気が強くなる
（水曜日まで続く）

まずは、起きて、明るい光を浴びて、食事、
睡眠の不足分は、仮眠で補う！
◎リズムを狂わさずに、睡眠の不足を補う

◆夕方以降は居眠り・仮眠をしないこと！

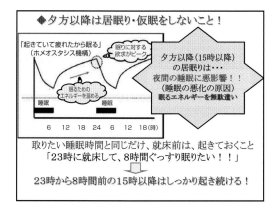

「起きていて疲れたから眠る」
（ホメオスタシス機構）

眠りに対する
欲求がピーク

眠るための
エネルギーを溜める

睡眠　　睡眠

夕方以降(15時以降)
の居眠りは・・・
夜間の睡眠に悪影響！！
（睡眠の悪化の原因）
眠るエネルギーを無駄遣い

6 12 18 24 6 12 18(時)

取りたい睡眠時間と同じだけ、就床前は、起きておくこと
「23時に就床して、8時間ぐっすり眠りたい！！」
⇩
23時から8時間前の15時以降はしっかり起き続ける！

・どうしても眠たくなったら、短い昼寝

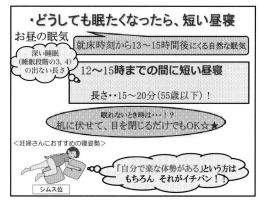

お昼の眠気

深い睡眠
（睡眠段階の3,4）
の出ない長さ

就床時刻から13〜15時間後にくる自然な眠気

12〜15時までの間に短い昼寝

長さ・・15〜20分(55歳以下)！

眠れないとき時は・・・！？
机に伏せて、目を閉じるだけでもOK☆★

＜妊婦さんにおすすめの寝姿勢＞

シムス位

「自分で楽な体勢がある」という方は
もちろん それがイチバン！

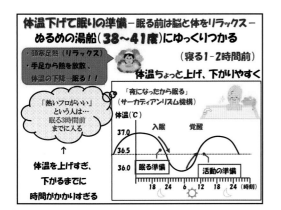

体温下げて眠りの準備 −眠る前は脳と体をリラックス−
ぬるめの湯船（38〜41度）にゆっくりつかる

・頭寒足熱（リラックス）
・手足から熱を放散、
　体温の下降−眠る！！

（寝る1〜2時間前）
体温ちょっと上げ、下がりやすく

「熱いフロがいい」という人は…眠る3時間前までに入る

↑

体温を上げすぎ、下がるまでに時間がかかりすぎる

「夜になったから眠る」（サーカディアンリズム機構）
体温（℃）
37.0
36.5　入眠　　覚醒
36.0　眠る準備　　活動の準備
18　24　6　12　18　24（時刻）

💡 −日常の中で軽い運動を− 💡

・ 適度な運動は睡眠にも、お産にもＧｏｏｄ！
　☞妊婦さんには**お散歩**がおすすめ
・ 日常の中に取り入れる工夫を。
　☞家事や買い物を利用して、
　　　少しでも多く1歩でも多く
・ 気が乗らないときは、日中カーテンを開けて過ごす
　☞窓際1ｍで光を浴びるとよい
・ 寝る前に軽めの柔軟運動を行うのも。
ただし

安静の指示がある
出血やお腹の張りがあるときは×

無理は禁物！おかしいなと思ったら早めに連絡を

寝る1時間前は携帯を使わず、部屋の明かりを少し落とす

夜の明るい光で
　1)脳が興奮
　2)メラトニンが出にくい

夜の光は体のリズムを遅くする
（寝つきや睡眠を妨げる！）

メラトニンは
脳が夜と感じると出る
（眠る前は、脳と体をリラックス）

・寝る1時間前はパソコン・携帯電話等の使用を減らす
・明るい場所への外出は控え、部屋の明かりを半分に
・ブルーライトを控え、暖色照明、間接照明

💡 −夜のポイント− 💡

◆寝床で悩みごとをしない！！
　夜、疲れている時に悩んでも良い考えは浮かばない！
⇩
「悩みごと帳」に、「明日、○○について考える…」と書き込んで、
ゆっくり休みましょう！！

◆気持ちを落ち着かせる！！
　音楽を聴く、軽いストレッチをする、
　　アロマをたく　など…

☞ポイント　眠くなってから寝床に入りましょう！
　眠れないときは、気分転換(音楽・香りなど)
＊眠れないのに眠ろうとすると…眠れないことがストレスに！

ストレス緩和のためのポイント

①1人で抱え込まない。誰かに悩みを打ち明ける。

②完璧主義を捨てる。何事も腹八分目が大切。

③目標の立て方を考え直す。

④休養と睡眠をとる。時間の有効活用。

⑤笑う、ユーモアを持つ。

⑥整理し忘れる。マイナス経験をプラス経験に。

もっと詳しく知りたい人へのおすすめの一般書
田中秀樹著「ぐっすり眠れる3つの習慣」
ベスト新書，2008年

赤ちゃんが産まれたらどうなる？（めやす）

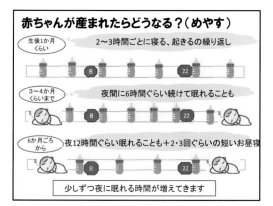

生後1か月くらい 2～3時間ごとに寝る、起きるの繰り返し

3～4か月くらいまで 夜間に6時間ぐらい続けて眠れることも

6か月ごろから 夜12時間ぐらい眠れることも＋2・3回ぐらいの短いお昼寝

少しずつ夜に眠れる時間が増えてきます

ー赤ちゃんが産まれても基本は同じー

- まずは、自分の体調を整える
  - ☞おっぱいはいくらあげてもOK（出産した施設や、保健師さんに相談を！）
  - ☞ミルクの量は、赤ちゃんの体重やおっぱいによります
- 落ち着いたら、昼と夜のメリハリを
  - ☞朝、光の入る環境でたっぷり授乳
  - ☞夜、10～11時ごろにたっぷり授乳
- 日中は、光の入る環境で
- 遊びやスキンシップは日中にたっぷりと
- 夜間のスキンシップはほどほどに
- 授乳やおむつ替えもライトを控えめで

夜泣きってなあに？

1) 生後3か月～2歳ごろ　睡眠サイクルの不安定さによるもの
   夜間に昼間と勘違いし覚醒

   ✏日中の活動の見直し、リズム調整が重要

2) 生後4か月～4歳ごろ　情緒制御の不安定さによるもの

   ✏前頭葉の発達を促す関わりが重要

具体的には、語りかけ、スキンシップ、刺激的すぎる体験を減らすなど

それ以外に…
同じ時間に泣いたり、動いたりするのは「レム睡眠」の影響のことも
つまり、夢をみて泣いているんですね

お母さんは、一人で抱え込まない
深呼吸してリラックス　ときには少し一人で泣かせてみても

入眠儀式　寝る前のお約束をなんとなく決めてみる

子どもの眠りにリズムを

　就寝予定時間の2時間～30分前までには入浴を終了する
　　⇒暑がりの子（よく汗をかく子）の場合は、1～2時間くらい前
　　⇒あまり汗をかかない、どちらかというと寒がりの子は、1時間～30分くらい前

入浴後は、少し明るさを落とした部屋で、
　絵本を読んだり、お話をしたり「ゆったりした時間」を持つ

●入浴→歯磨き→絵本
　というふうに順番を決め、毎日同じことを行う

子どものほうも"眠る時間が近づいているな"と感じる！

子どもが大きくなってきたら…

［子供の眠りのためのポイント］昼夜のリズムを作るー眠育

眠くなるような環境や時間を工夫しパターンを作る！

① 眠る時刻を一定にする

前もって「9時になったらねんねよ」と伝え、9時頃に布団に入れる。
親のリズムも朝方に！
テレビやぼーっとする時間を削り、30分早く寝る工夫

② 30分前から寝る準備を！

パジャマに着替え。トイレ・歯磨きを済ましておく！

起きる時間、食事の時間（目安）

○朝はだいたい同じ時間に起こす

　生活リズムを整えるには、
　まず朝起きる時間を小さいうちから決めていく必要がある。

　　　朝起こす時間…朝6時～7時半くらいの間
　　　ひるね…お昼頃～3時頃まで
　　　　　　　↓
　　　夜9時前後に就寝になるリズムに

○朝起きたら、太陽の光
○食事の時間を見直す
　出来るだけ夜8時までにはお子さんの食事を済ませる
○夜は早めに部屋を暗く。

○×クイズの答え

Q1. 妊娠したら、眠りにくくなる人が多い？　（○）

妊娠すると眠りにくくなる人が多いです。

妊娠初期（15週ぐらいまで）は、つわりやトイレ回数の増加により眠れないことが多いですが、ホルモンの影響で日中の眠気も出やすくなります。中期（16週～27週ぐらい）は初期に比べると眠りやすくなったという人も多いですが、後期（28週ぐらいから）になると腹部の増大により、同じ姿勢でずっといることが難しくなるため再び眠りにくくなります。トイレの回数も多く、何度も目を覚ますようになります。

Q2. よい眠りは肌を元気にする？　（○）

よい眠りは肌を元気にします。人は一晩の間に、「レム睡眠」と「ノンレム睡眠」を繰り返しています。眠ってから最初の3時間ぐらいは、深い眠り「ノンレム睡眠」が多く、ホルモン分泌・新陳代謝が活発な時期です。

その後は、夢をみることが多い「レム睡眠」が多く出る時間帯となります。このレム睡眠は記憶の整理を行う働きがあります。

Q3. 寝ているときは体温（深部）が上がっている？　（×）

人は体の中の体温が下がるとともに眠ります。体温の下降をスムーズにするために、眠る前からリラックスを心がけましょう。リラックスしていると手足が暖かくなって（頭寒足熱）、手足から体の熱を外に出しやすくなるので、体の奥の体温が下がりやすくなります。寝つきやすく、睡眠もよくなります。疲れたら寝られると勘違いして、寝る直前に体温を上げる激しい運動をするのは良くありません。寝苦しい夏は、風通しを良くすることや頭を冷やす工夫も効果的です。

Q4. 人間の体のリズムは24時間ではない？　（○）

24時間より少し長くて、約25時間です。約1時間のズレを、私たちは自然に光、食事、運動、人との関わりなどで24時間に体の時計を調整しています。午前中しっかり光を浴びたり、ちゃんと食事をしたり、運動をして、寝る時間・起きる時間を毎日同じに心掛けることが大切です。
また、赤ちゃんは、日中はなるべく光の入る明るいところに寝かせましょう！

Q5. 食欲がない時は、朝ごはんを無理に食べなくても良い　（×）

太陽の光を浴びて脳の時計、朝食を食べて腹時計をセットすることがとても大切です。
しっかり噛みながら食べることで体温が上昇し、脳と体がすっきりと目覚めます。
感情（イライラ・不安）に関わるセロトニンは、リズム運動（よく噛み、よく歩き、深呼吸）をすることで分泌が高まります。

Q6. 眠りが足りなかった時は、休日は午後まで眠るのがよい （×）

　普段の寝不足を解消するために朝遅くまで寝ていると、身体のリズムを狂わせる原因となります。夜の寝つきも遅くなり、月曜日は寝不足で体調がよくありません。休日もいったん平日と同じような時間に起き（難しい場合は、平日との差2時間以内にとどめる）、太陽の光の入るところ（窓際1m以内）でしっかり噛んで朝食をとりましょう。昼間眠い時は短い昼寝をとると良いです。
⇒リズムを狂わさずに、睡眠の不足を補うことがポイントです。

Q7. 夕方眠くなったら寝た方が良い 　　 （×）

　夕方の居眠りは、眠ることのできる時間を遅くし睡眠不足につながります。また、眠るためのエネルギーを無駄遣いするため、睡眠の質を悪くしたり、朝の寝起きも悪くします。夕方以降は居眠りをしないよう心がけましょう。夕方から就寝前は、夜間眠りたい時間と同じ時間、覚醒し続けていることが大切です。
　例えば、夜23時から7時間しっかり眠りたい人は、23時から7時間引いた16時以降は仮眠をとらず起き続けておく必要があります。
　また、赤ちゃんの寝つきが悪いときは、お昼寝の長さやタイミングを工夫しましょう。

Q8. 眠る前にぬるめのお風呂に入るとよく眠れる？ 　 （○）

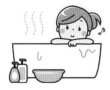

　眠る前に38度〜41度のぬるめのお風呂に入ると、入浴後体温がスムーズに低下し、寝つきやすくなります。脳や体をリラックスさせる効果もあります。軽い柔軟運動やストレッチもよいですね。

Q9. ベッドで携帯電話をいじるとよく眠れる？ 　 （×）

　寝る前に明るいところへ行ったり、寝る直前まで強い光を浴びていると、脳が興奮し眠りにくくなります。また明るすぎると、脳がまだ夜ではないと勘違いし、メラトニンが出にくくなります。パソコン、スマートフォンやゲーム機などの画面には、ブルーライトという青くて強い光が含まれているものもあります。
　寝る前に強い光を浴びると、睡眠を促すメラトニンというホルモンが出にくくなり、体内時計のリズムが後ろにずれてなかなか眠りにくくなります。寝る1時間前には部屋の明かりを半分に落としたり、間接照明に切り替えるなど工夫をして、よい眠りを得るための準備をしましょう。また、出産後の授乳中にも間接照明をうまく利用しましょう。

Q10. 寝つきが悪いときは、早めに床につくのがよい？ 　 （×）

　眠れない時にいつまでも横になっていると、眠れないことがストレスとなり、脳や交感神経が興奮してさらに眠れなくなります。眠たくなってから寝床へ入るようにしましょう。
また、妊娠経過や出産に対することなど、この時期の不安は尽きません。
夜疲れているときに悩んでも良い考えは浮かびません。
それどころか、脳が興奮してますます眠れなくなってしまいます。
そのようなときは、「悩みごと帳」を作って、「明日起きたら〇〇について考える・・・」
「今度、妊婦健診に行ったら〇〇について先生と相談する。」と気になることを書き込んで、
その日はゆっくり休みましょう。

子どもに多い睡眠障害と対処法

「寝ごと」

うめき声から会話をしているようにはっきり聞き取れるものまで、さまざまなタイプがあります。
発達とともに自然に消えてしまうのが普通ですが、大人でも寝言を言う人もいます。
お父さんお母さんが寝言を言うご家庭では、子どもも寝言を言うことが多いという報告もあります。
子どもは寝言を言うことが多く、異常がない場合がほとんどです。
ただ、熱やストレスがあると寝言を言うことが多いようです。

> 対処法・・・基本的に問題ないことが多いですが、強いストレスがかかっていることもあります。
> 日中の言葉がけや、かかわり方を工夫してみると良いかもしれません。

「夢中遊行（寝ぼけ）」

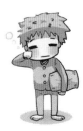

「夜中に突然起きて、歩き出す」といった現象で、「寝ぼけ」の一種です。
寝ぼけには、これ以外に体を激しく動かしながらワーワー泣き叫ぶ「睡眠時驚愕症」というのもあります。どちらも寝付いてから1～2時間ごろに起こり、10～15分程度でおさまることが多いです。なだめようとするとかえって興奮するので、そっと見守りましょう。

> 対処法・・・なだめたりせずに、周囲の安全を確保して見守ります。
> 毎日毎日起こるようであれば一度受診してみましょう。

「夜尿（おねしょ）」

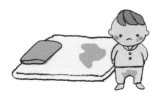

おねしょは、5歳ぐらいまでは治療の必要はありません。
5歳を過ぎても続く場合には、専門の医療機関を受診しましょう。

> 対処法・・・5歳ぐらいまでは、気長にトレーニングを続けましょう。
> うまくできたときは、しっかりと褒めることが大切です。

「小児の睡眠呼吸障害（いびき・呼吸がとまる）」

睡眠中に空気の通り道（気道）がふさがって息ができなくなってしまう病気です。
風邪などで扁桃腺組織が大きくなったり、顎が小さい人が太って気道が狭くなったりすると、いびきをかきやすかったり、息ができなくなることがあります。一時的ではなく、いびきが2～3か月と長期にわたっている、眠っているときに苦しそうないびきをかいている、呼吸が止まっていることがある、胸をへこませるような呼吸をしているといった症状に注意が必要です。

> 対処法・・・病院を受診しましょう。

生活リズム健康法 —日常生活に取り入れよう—

パパ編

①あなたの習慣をチェックしましょう！

1.（　）毎朝（平日、休日ともに）、ほぼ決まった時間に起きる
2.（　）朝食を規則正しく毎日摂る（特に、朝食はきちんと食べる）
3.（　）朝起きたら太陽の光をしっかり浴びる
4.（　）ほぼ毎日朝食で乳製品 or バナナ or 納豆を摂る
5.（　）ほぼ毎日朝食で海苔 or 魚類 or 肉類を食べる
6.（　）日中はできるだけ人と接し、活動的に過ごす
7.（　）昼の15〜20分の仮眠を行う
8.（　）帰宅後（15時以降）は仮眠をとらない
9.（　）夜に30分程度の運動をする（就床2時間前までに終わらせる）
10.（　）就寝2時間前までには夕食を済ます
11.（　）夕食後以降、コーヒー、お茶などのカフェインの摂取を避ける
12.（　）就床2時間前以降、コンビニやカラオケボックスなどの明るいところへ外出しない
13.（　）ぬるめのお風呂（38〜41℃）にゆっくりつかる
14.（　）長時間のテレビ視聴や、パソコンの使用は避ける
15.（　）寝床でテレビを見たり勉強・読書をしない
16.（　）寝床に入る1時間前はタバコを吸わない
17.（　）寝床に入る1時間前には部屋の明かりを少し落とす
18.（　）眠たくなってから寝床に入る
19.（　）寝室は静かで適温にする
20.（　）寝る前に脳と体がリラックス（音楽鑑賞・読書・ストレッチ）できるように心がける
21.（　）寝る目的での飲酒を避ける
22.（　）寝床で悩み事をしない
23.（　）眠るときは携帯電話を枕元から離れたところに置く
24.（　）午前0時までには就寝する
25.（　）睡眠時間が不規則にならないようにする
26.（　）ひとりで悩み事を抱え込まず、誰かに相談する
27.（　）趣味の時間をつくり、気分転換をはかる
28.（　）今までに経験したことのないスポーツを始めるなど、新しいことに挑戦する
29.（　）目標を立てる時は、できそうなことから始める
30.（　）「何事も完璧にしなければならない」と考えず、「8割方できたら上出来だ」と考えるようにする

☆チェックの結果は、いかがでしたか。
無理のない範囲で、少しずつ○を増やし、△や×が減るような生活習慣に変えていきましょう！

②あなたの睡眠の満足度を確認しましょう。次の質問に100点満点でお答えください。

1）寝つきの満足度は……………………………………………… 　　　点
2）熟睡の満足度は………………………………………………… 　　　点
3）日中のすっきり度（疲労・眠気）は…………………………… 　　　点

良いほうが100点で記入

☆生活習慣の改善と合わせて、満足度がどう変化しているかについて時々振り返りましょう！

◎生活改善のために〜あなたの行動改善の目標を決めましょう。

①のチェックリストで、△（頑張れば出来そうなこと）の中から3つほど、自分で改善しようと思う目標を選び、番号で記入してください。

☆目標1 　　　　　　☆目標2 　　　　　　☆目標3

☆生活の中で実践できそうなものを選び日誌やカレンダーに達成できたか記録（○、×）しましょう！

生活リズム健康法

ママ編

―日常生活に取り入れよう―

①あなたの習慣をチェックしましょう！

*（　）の中に、既に出来ていることには○、頑張れば出来そうなことには△、できそうにないものには×をつけてください。

1.（　）毎朝、ほぼ決まった時刻に起床する
2.（　）毎日、規則正しく食事をとる
3.（　）朝起きたら、太陽の光をしっかりと浴びる
4.（　）日中はできるだけ人と接し活動的に過ごす
5.（　）15〜20分の仮眠をとる
6.（　）15時以降は仮眠をとらない
7.（　）夜に30分程度の運動をする
8.（　）就寝2時間前までには夕食を済ます
9.（　）夕食後以降、コーヒーやお茶などカフェインの摂取を避ける
10.（　）就寝2時間前以降、コンビニやカラオケボックスなど明るいところに外出しない
11.（　）ぬるめのお風呂にゆっくりつかる
12.（　）長時間のテレビ視聴や、パソコンの使用は避ける
13.（　）寝床でテレビを見たり仕事や読書をしない
14.（　）寝床に入る1時間前からは煙草を吸わない
15.（　）寝床に入る1時間前には部屋の明かりを少し落とす
16.（　）眠くなってから寝床に入る
17.（　）寝室は静かで適温にする

18.（　）就寝前は、脳と体がリラックスできるよう心掛ける
19.（　）寝床でなやみごとをしない
20.（　）寝る前は、携帯電話を枕元から離れたところにおく
21.（　）午前0時までに就寝する
22.（　）睡眠時間が不規則にならないようにする
23.（　）休日も、起床時刻が平日と2時間以上ずれないようにする
24.（　）笑うこと、ユーモアをもつことを心掛ける
25.（　）一人で悩みごとを抱え込まず誰かに相談する
26.（　）趣味の時間を作り、気分転換をはかる
27.（　）今まで経験したことのないスポーツを始めるなど、新しいことに挑戦する
28.（　）目標を立てるときはできそうなことから始める
29.（　）何事も完璧にしなければならないと考えず、8割方できたら上出来だと考えるようにする
30.（　）日常生活に20分ほどの散歩を取り入れる
31.（　）寝る前に軽めの柔軟運動を行う
32.（　）日常の家事や買い物を利用して少しでも多く動く、一歩でも多く歩くようにする。

> ☆チェックの結果は、いかがでしたか。
> 無理のない範囲で、少しずつ○を増やし、△や×が減るような生活習慣に変えていきましょう！

②あなたの睡眠の満足度を確認しましょう。次の質問に100点満点でお答えください。

1）寝つきの満足度は………………………………………………	◻︎◻︎ 点
2）熟睡の満足度は……………………………………………………	◻︎◻︎ 点
3）日中のすっきり度（疲労・眠気）は……………………………	◻︎◻︎ 点

良いほうが100点で記入

> ☆生活習慣の改善と合わせて、満足度がどう変化しているかについて時々振り返りましょう！

◎生活改善のために〜あなたの行動改善の目標を決めましょう。

①のチェックリストで、△（頑張れば出来そうなこと）の中から3つほど、自分で改善しようと思う目標を選び、番号で記入してください。

☆目標1 ◻︎◻︎　　☆目標2 ◻︎◻︎　　☆目標3 ◻︎◻︎

> ☆生活の中で実践できそうなものを選び日誌やカレンダーに達成できたか記録（○、×）しましょう！

索 引
（I～III章の用語を対象）

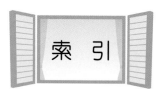

ストレスチェック時代の
睡眠・生活リズム
改善実践マニュアル
―睡眠は健康寿命延伸へのパスポート―

索引

おわりに

　私たちの心身の健康を支え，脳を活性化させる最も重要なテーマは睡眠です．睡眠の質を高くすることができれば，病気になる危険性は大きく低減され，身体と脳の老化を着実に阻止できます．しかし，最近の統計では，我が国の働く世代の3人に1人が睡眠に何らかの問題を抱え，良く眠れない人は，5人に1人，睡眠薬の使用は20人に1人といわれています．逆に，良く眠るためのハウツー本，眠りに良い寝具やパジャマ，寝つきの良くなるアロマ，薬局で簡単に買える睡眠薬など，快眠産業は2兆円以上と試算されています．私（宮崎）も枕が気になるので，8個ほど持っていますが，まだ満足できる枕には出会えていません．

　50年ほど前は，我が国の睡眠時間は今より1時間以上長く，誰も睡眠に関心を払うことはありませんでした．東京医科歯科大学名誉教授の井上昌次郎先生は，「現代人はどうやら，史上稀にみる『眠り下手（べた）』になってしまった」とその著書「眠る秘訣」のなかで述べられています．

　「眠り下手」になった第一の理由は，健康や睡眠にかかわる情報の氾濫です．研究が進歩して，睡眠の役割が明らかになるにつれ，脳や健康にとって睡眠がきわめて重要な役割を演じていることが明らかになってきました．それまでの常識では，睡眠の評価はごく低いもので，極端な場合には無駄な時間とみなされていました．それが一転して，睡眠は無意味どころか極めて有用であり，高等生物は睡眠なしには生きていけないことが明らかにされてきました．しかし，睡眠の大切さが正当に理解されれば良かったのですが，科学的な情報を安易に拡大解釈し，睡眠を思い通りに操作できるとする，まちがった情報が発信されるようになってきています．たとえば，「睡眠は4時間半で十分！」とか，「睡眠時間を短くする方法」といったものです．確かに，ごく一部の人は短時間睡眠でも十分に活躍できるかもしれません．しかし，大半の人はそうすることは不可能です．そういう正しくない情報に，私たちは惑わされ，どのような情報が自分にとって良いのか選択に戸惑っています．

　眠り下手になった，2つ目の理由として，20世紀の半ば以降，ハイテク社会が発展して，生活様式が激変したからだと，井上先生は説明されています．高度経済成長期には，生産性がないと思われる眠りの時間をできるだけ切り詰めて働けば，生産性が上がり，経済的に裕福になるとの考えから，昼も夜も24時間にわたって眠りを削って活動してきました．その結果として健康を害し，心のゆがみやうつ病を生じることになりました．交代勤務の経験年数と病気との関係を調べた研究では，交代勤務を長く続けていると，その年数に比例して，うつ病や心臓病のリスクがどんどん増えることがわかっています．

現代の睡眠不足は，いまや健康のみならず，経済活動から社会生活，子どもの学力にまで社会の幅広い分野に大きな影響を及ぼしています．逆に言えば，経済発展や学歴競争社会のなかで軽視されていた睡眠が，健康や社会の発展を考えるうえで大きなカギを握っているといえるのです．

　このような状況のなかで，田中秀樹先生と私は睡眠教育，睡眠指導者の養成に取り組んできました．現在，睡眠健康指導士養成講座（日本睡眠教育機構）を開催しておりますが，この講座は，2005年からの睡眠コンサルタント養成講座（眠りの森事業，びわ湖健康・福祉コンソーシアム），睡眠指導士養成講座（滋賀医科大学睡眠学講座）を経て発展的に構築されたものです．これまで一貫して医療専門家のみならず，パラメディカル，一般の睡眠に興味を持つ方々を対象に睡眠教育講座を開催してきました．田中先生には，2012年より睡眠指導の講師を担当していただいています．田中先生の生活リズム改善法を活用した指導法はとても実践的でわかりやすく，受講者からいつも好評に受け入れられています．

　私たちは一般の方々に，全国各地で睡眠の話をしています．睡眠についての知識を得ることで，睡眠の質が改善し心身に大きな改善が得られたとの話が多く寄せられます．

　「コーヒーを飲む習慣をやめたことで，良く眠れるようになり，血圧が 10 mm/Hg 以上も下がりました」，「早めに寝るようになって，夜の過食などの生活の乱れがなくなり，体重が減りました」，「眠る前の深酒をやめたことで，睡眠中の無呼吸やいびき，中途覚醒が改善し，気持ち良く朝目覚められるようになりました」，「少し長く（30分程度）睡眠時間を増やしただけで，朝寝坊や仕事中の強い眠気がなくなり，ミスもなくなり快調です」
など，本当に様々な効果です．

　このように，睡眠に関する知識を学ぶだけで確実に睡眠は改善されるのです．本書で示している指導法は，高齢者，働く世代，大学生，専門学校生，児童生徒まで幅広い年代に適用できます．睡眠について深く知りたい方々のために，Web上の睡眠健康大学（http://sleep-col.com/）を開設しています．

　もっと広く社会に睡眠教育実践を拡げるためにこの本を田中秀樹先生と出版しました．本書が，個人のみならず，社会の睡眠改善の一助になれば幸いです．

宮崎総一郎

田中　秀樹

ストレスチェック時代の
睡眠・生活リズム改善実践マニュアル
―睡眠は健康寿命延伸へのパスポート―

2020 年 5 月 15 日　第 1 版第 1 刷発行（検印省略）

編　者　　田　中　秀　樹
　　　　　宮　崎　総一郎
発行者　　末　定　広　光
発行所　　株式会社 全日本病院出版会
　　　　　東京都文京区本郷 3 丁目 16 番 4 号 7 階
　　　　　郵便番号 113-0033　電話 (03) 5689-5989
　　　　　　　　　　　　　　　FAX (03) 5689-8030
　　　　　郵便振替口座　00160-9-58753
　　　　　印刷・製本　三報社印刷株式会社